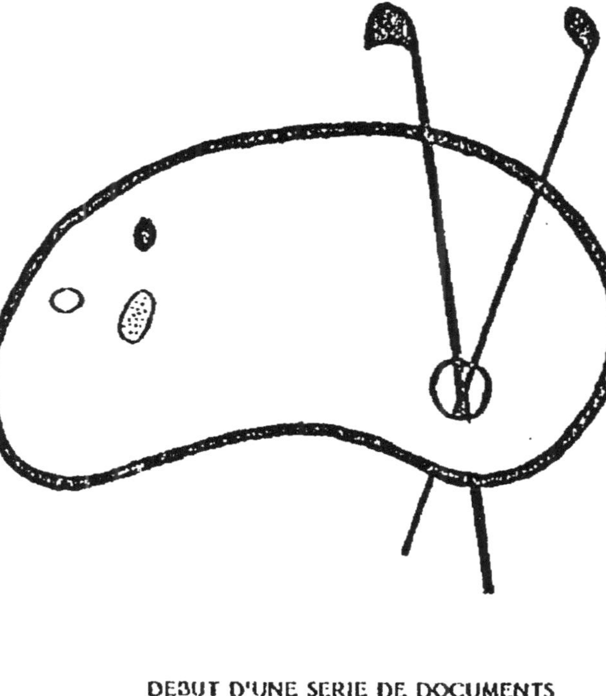

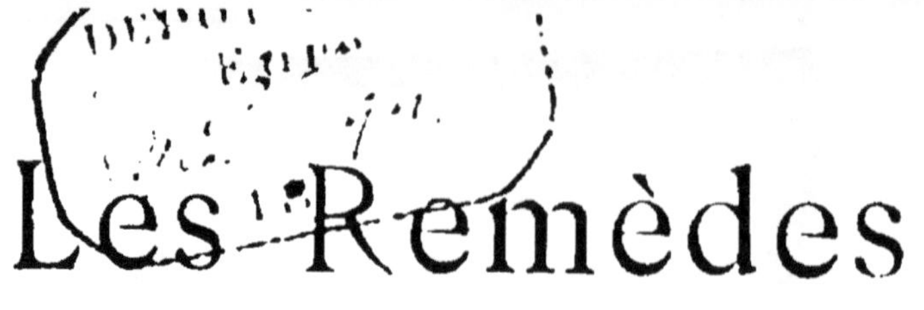

Les Remèdes qui Guérissent

CURES RATIONNELLES DES MALADIES

PAR LE

Dr E. MONIN

Secrétaire général de la Société française d'Hygiène.
Chevalier de la Légion d'honneur.
Officier de l'Instruction publique.

. . . . « Tu, solatia praebes,
« Tu curae requies, tu Medicina, venis! »
(OVID. *Trist.*, lib. IV.)

PARIS
OCTAVE DOIN, ÉDITEUR
8, PLACE DE L'ODÉON, 8

1894

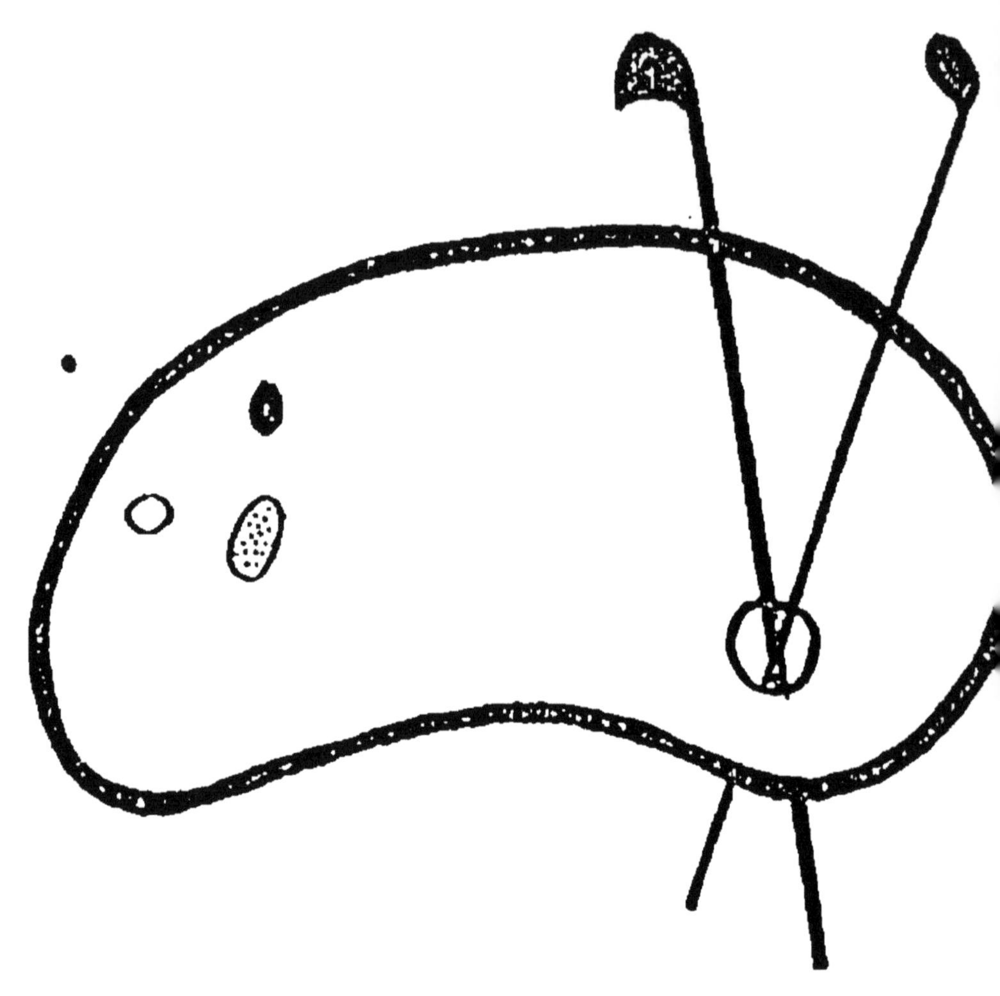

FIN D'UNE SERIE DE DOCUMENTS
EN COULEUR

LES REMÈDES

QUI GUÉRISSENT

DU MÊME AUTEUR

Essai sur la pathogénie des oreillons, thèse de Paris, 1877. (*Epuisée.*)

La propreté de l'individu et de la maison, 5e édition (couronné par la Société française d'hygiène, adopté par le Ministère de l'Instruction publique (1882), traduit en allemand, italien, espagnol, suédois, turc, arménien, arabe, serbe et polonais).

La crémation, brochure in-18, précédée d'une lettre du Dr de Pietra-Santa.

Traitement du diabète, vol. de 128 pages, couronné par la Société de médecine d'Anvers (3e édition).

Propos du docteur, médecine sociale, in-8° de 324 pages, 2e édition, 1885. (*Epuisé.*)

Les odeurs du corps humain, un nouveau chapitre de sémeiologie), couronné par la Société de médecine pratique, in-16 de 124 pages, 2e édition, 1886 (traductions italienne et anglaise).

Les fièvres en Sologne, brochure de la Société française d'hygiène, précédée d'une lettre du Dr Burdel (de Vierzon), 1887.

Le jeûne et les jeûneurs, in-18 jésus de 260 pages (en collaboration avec le Dr Ph. Maréchal). (*Epuisé.*)

Les maladies épidémiques, hygiène et prévention, in-32 de 175 pages, de la Bibliothèque utile, 1887.

L'Hygiène dans la Pologne russe (Rapport au ministère de l'instruction publique sur la *Wystawa* de Varsovie), 1887.

L'Alcoolisme, étude médico-sociale, couronnée en 1888 (préface de Dujardin-Beaumetz), in-18 de 300 pages.

L'Hygiène de l'estomac, 6e mille, 1 vol. de 400 pages (O. Doin).

L'Hygiène du travail, 1 vol. de 300 pages, avec préface d'Yves Guyot (J. Hetzel, éditeur, 1880).

La santé par l'exercice, préface de Ph. Daryl, 1 vol. de 200 pages, 1889.

Jean-Jacques Rousseau hygiéniste (dans le livre d'or de Grand-Carteret, 1890).

L'Hygiène de la beauté (1 vol. de 300 pages), 7e édition. (Même ouvrage en russe et en anglais.)

Misères nerveuses, 4e édition (324 pages).

L'Hygiène des sexes, 5e édition (320 pages).

Formulaire de médecine, 6e édition (650 pages).

L'Hygiène des riches, 3e mille (360 pages).

La lutte pour la santé, 1892 (340 pages).

Hygiène et médecine journalières, 1893 (1 vol. de 380 pages). Dentu, édit.

Précis d'hygiène pratique, in-8e de 450 pages (en collaboration avec le Dr Dubousquet), 1893.

Hygiène et traitement des maladies de la peau, 1894, 1 vol. de 160 pages.

Esquisses d'hydrologie clinique (Royat, Châtel-Guyon, la Bourboule, Carabana, Hunyadi-Janos, Pougues, etc...).

Les Remèdes qui Guérissent

CURES RATIONNELLES DES MALADIES

PAR LE

Dr E. MONIN

Secrétaire général de la Société française d'Hygiène,
Chevalier de la Légion d'honneur,
Officier de l'Instruction publique.

. . . . « Tu, solatia præbes,
« Tu curæ requies, tu Medicina, venis! »
(Ovid. *Trist.*, lib. IV.)

PARIS
OCTAVE DOIN, ÉDITEUR
8, PLACE DE L'ODÉON, 8

1894

PRÉFACE

« Les médicaments sont les mains du médecin. »
(HÉROPHILE.)

J'ai cherché, dans ce livre, à apprendre aux curieux de la nature et à rappeler à mes confrères les médications dont il faut attendre des effets certains. Je continue, comme par le passé, à guerroyer en faveur de la doctrine d'observation, qui étudie, avant tout, la nature vivante, ses caractères physiologiques, ses conspirations morbides... A la médecine de laboratoire, qui nous envahit, j'oppose, sans rougir, la vraie, celle de Garde-malade!

Bien qu'écrivant surtout pour le grand public, j'insiste sur les services que peut rendre mon ouvrage au corps médical. Le secret des grandes fortunes, en médecine, a dit

Martin-Lauzer, est dans la connaissance du plus grand nombre possible de moyens curatifs, rationnels ou empiriques. C'était là le talisman des Portal, des Marjolin, des Récamier, pour ne parler que du XIXe siècle : il semble avoir été, quelque peu, égaré, depuis Trousseau, la dernière grande gloire incontestée de la thérapeutique française...

C'est que ces maîtres en l'art de guérir suivaient, à la lettre, le précepte d'Hufeland : ils croyaient à la guérison possible de toutes les maladies dont ils entreprenaient le traitement, tandis qu'aujourd'hui, le scepticisme thérapeutique « brise le courage, paralyse les ressources de l'esprit et éteint jusqu'au désir de rien entreprendre ».

Comme il ne faut pas confondre encombrement avec richesse, j'ai surtout fait place, en ce livre, aux agents curatifs primordiaux. J'ai décrit les « grandes médications ». Et, comme la thérapeutique n'est que le corollaire des idées que l'on s'est faites sur la nature des maladies, il a bien fallu, de temps à autre, aborder, en ces pages, le point de vue doctrinal. Or, en matière de doctrines médicales, l'auteur se range, depuis longtemps, parmi les éclectiques, et répudie, partout où il le trouve, l'esprit de système, parce qu'il le croit toujours nuisible aux malades. La médecine est, avant tout, l'art de guérir (*je ne suis et ne serai jamais esclave que de cette seule définition*).

Au milieu des bouleversements qui révolutionnent, sans cesse, l'art médical, j'ai cherché, en somme, ce qui ne meurt pas; *ce qui, dans la muance de tout, restera éternellement vrai : l'action thérapeutique. Mais il ne suffit pas de savoir qu'un médicament guérit, il faut encore savoir comment il guérit, si l'on veut satisfaire, rationnellement, aux mille indications de la pratique journalière. J'ai cherché, dans mes explications, à concilier, le plus possible, les anciens et les modernes : et lorsque, par malheur, je n'y suis point parvenu, j'ai cru, toujours, devoir donner raison à l'expérience : car la médecine est plutôt la fille du temps que celle du génie humain ; elle ne vit guère de la viande creuse des théories. « Non intersit quid morbum faciat, sed quid tollat ; scientia nihil, nisi longa observatio »* (*Celse*).

Dr E. MONIN.

Le 1er janvier 1894. *Paris, 40, rue du Luxembourg.*

LES REMÈDES

QUI GUÉRISSENT

CHAPITRE PREMIER

LA MÉDICATION PURGATIVE

Cette médication, destinée à susciter les évacuations intestinales, est et restera toujours, malgré les incessants changements des théories et des doctrines scientifiques, la véritable clef de voûte de la médecine curative. L'expression populaire elle-même « prendre médecine » semble indiquer que la purgation incarne ou résume la science tout entière. *Initium sapientiæ timor constipationis.*

Et pourtant, la purgation n'a point seulement pour but de remédier à la constipation, dont les périls sont évidents; de désobstruer l'intestin de ses poisons putrides; de l'alléger de ses « humeurs peccantes », comme disait notre illustre ancêtre Purgon. Ce rôle, à lui seul, suffirait, toutefois, pour légitimer cette médication, puisqu'il est aujourd'hui démontré que l'intestin n'est qu'un long laboratoire de toxicologie. Mais la purgation accomplit, de plus, l'office d'une véritable saignée séreuse : en soutirant au sang sa portion liquide (ou *serum*), elle le purifie efficacement, sans effectuer aucune spoliation de ses richesses globulaires; c'est ainsi qu'un purgatif, opportunément administré, est capable, en empêchant, dans certains organes, les afflux congestifs, de détourner de notre économie mainte affection grave. Accessoirement enfin, la purgation a pour but de solliciter les sécrétions gastro-intestinales, et, principalement, de provoquer l'éjaculation de la bile, qui dépure le foie des éléments toxiques dangereux stagnant incessamment en cette glande.

Pour aiguiser l'appétit, lutter contre l'embarras gastrique, remédier aux maladies du tube digestif et de ses annexes, guérir la pléthore abdominale et l'obstruction de la veine porte, il est impossible de se passer de la médication purgative. Seule, elle balayera saburres et putridité, réveillera la paresse gastro-intestinale, rétablira les opérations chimiques de la digestion et, en régularisant l'acte assimilateur, augmentera la vitalité générale de l'être. Non seulement les purgatifs assurent le nettoyage et la propreté absolue du canal alimentaire, mais encore la plupart d'entre eux, en favorisant le labeur intime de la nutrition, possèdent une véritable action fondante et résolutive, dépurative et détersive.

Les anciens croyaient, même, que certaines affections de l'âme s'évacuaient, par les purgatifs, avec l'atrabile (humeurs noires). On retrouve, dans Voltaire, la trace de cette croyance, lorsque l'immortel railleur trace le parallèle du constipé et du non constipé : « Les personnes dont les entrailles sont veloutées, le cholédoque coulant, le péristaltisme régulier, s'acquittent tous les matins d'une bonne selle, aussi aisément qu'on crache. Elles sont douces, affables, gracieuses, prévenantes, compatissantes, officieuses. Un *non* dans leur bouche a plus de grâce qu'un *oui* dans la bouche d'un constipé. »

Chacun sait l'heureuse influence des purgatifs végétaux répétés, pour triompher de certaines affections de la peau, rebelles à tout traitement. Nul n'ignore, non plus, le rôle purificateur de certains sels (de soude et de magnésie, principalement) pour éliminer de l'organisme tous ces déchets de désassimilation, résidus mal comburés d'une nutrition ralentie ou défectueuse, ferments morbides et infectieux, qui nous apparaissent, aujourd'hui, comme les fauteurs des plus graves états constitutionnels.

On peut répartir en deux classes les agents de la médication purgative : ils sont *doux* ou *énergiques*. Plus scientifiquement, on les divise en *laxatifs*, *cathartiques* et *drastiques*. Nous définirons bientôt ces appellations. Mais remarquons, d'abord, que tel agent (l'aloès ou la rhubarbe, par exemple) qui sont laxatifs à petite dose, sont, à haute dose, de violents drastiques. Il en est de même de l'huile de ricin, que l'on peut considérer comme un drastique dilué et comme l'un des meilleurs purgatifs de l'*intestin* (le sulfate de soude étant considéré comme le meilleur purgatif de l'*estomac*). L'action des purgatifs est donc beaucoup une question de mesure : *Lances et pondera servant*, disait l'antique devise des apothicaires.

Les *laxatifs* ou *minoratifs* n'ont, sur l'intestin, aucune action offensive. Ils s'adressent surtout aux enfants et aux vieillards, ainsi qu'à tous les sujets délicats. Cette catégorie a besoin, comme les tempéraments robustes, de la plus précieuse des libertés, la liberté du ventre : mais nous ne saurions, impunément, exposer les débiles à l'irritation intestinale, non plus qu'aux abondantes déplétions séreuses. C'est pourquoi nous leur prescrirons, de préférence, les purgatifs *mécaniques*, ceux qui facilitent le glissement des matières le long de l'intestin : le pain de son, le pain d'épice, le raisin, les graines de lin, de plantain, de moutarde, la pulpe de pruneaux ou de tamarin revendiquent ce pouvoir, plus lénitif qu'excitant. La manne, la casse, le miel, le nerprun, le soufre, la mercuriale, la chicorée, la fleur de pêcher, le petit-lait, etc., sont aussi des laxatifs (bien souvent infidèles, en dehors de la médecine infantile).

On peut, au surplus, ranger, enfin, parmi les laxatifs, tous les purgatifs prescrits à dose faible. D'autres agents, dont le pouvoir est, du reste, inconstant, agissent sur l'intestin à la façon d'un véritable coup de fouet administré au système nerveux grand sympathique : le café, la belladone, le tabac sont de ce nombre. Trousseau conseillait, à ses belles clientes échauffées, de fumer, le matin, un cigare un peu fort. Action réflexe. Pour ma part, j'ai remarqué que l'action déconstipante de la belladone est un corollaire de son action anti-sudorale et qu'elle se fait surtout sentir chez les personnes dont les fonctions de la peau sont très actives.

Les purgatifs dits *cathartiques* agissent ordinairement en exagérant les sécrétions intestinales. Ce sont les sels de magnésie et de soude (sulfates, citrates, tartrates, phosphates) et les eaux minérales naturelles qui en renferment. A vrai dire, on doit les conseiller plutôt comme dépuratifs chimiques et modificateurs de l'estomac, que comme remèdes à la constipation proprement dite, qu'ils aggravent et entretiennent. Mais ils sont souvent précieux par leur action rapide et assurée : la réaction constipante est bien moins marquée du reste, avec les eaux naturelles (Carabana, Hunyadi) qu'avec les limonades et les sels artificiels sortis de l'officine.

Les *drastiques* ou *cholagogues* (c'est-à-dire *qui amènent la bile*) sont des purgatifs dont le pouvoir est énergique sous un très petit volume : c'est dans cette catégorie qu'il nous faut ranger toutes ces pilules spéciales, d'un emploi si commode que le public se croit en droit d'en faire les plus dangereux abus. Les drastiques, en effet, agissent par une violente irritation intestinale, qui se produit non seulement par l'exagération sécrétoire, mais par des contractions intestinales, convulsives ou spasmodiques, engendrant des coliques plus ou moins vives. Ce sont armes à deux tranchants, exigeant de la prudence pour être maniées sans péril. L'*aloès*, surtout, usurpait naguère un grand crédit : on en faisait la base des élixirs *de longue vie*, en vertu de l'ancien adage :

« Qui vult vivere annos Noë,
Sumat pilulas de alue. »

Les plus usités des drastiques sont : les follicules de *séné*, qui forment la base de tous les thés, tisanes et poudres purgatives : en galvanisant les muscles lisses de l'intestin, le séné est utile contre l'atonie gastro-intestinale des femmes et des personnes nerveuses. La rhubarbe, le calomel, le colchique, la scammonée, le cascara, etc., agissent surtout pour exciter les sécrétions biliaires et intestinales, si communément languissantes chez les sujets sédentaires et arthritiques. A petites doses, ces médicaments opèrent d'une manière remarquable contre les étourdissements, la céphalée habituelle, etc... Les hémorroïdaires doivent, toutefois, se méfier des drastiques en général, qui ont coutume de congestionner le rectum.

Les autres purgatifs violents (coloquinte, bryone, huile de croton, scammonée, gomme-gutte, jalap, turbith, eau-de-vie allemande, émétique en lavage, etc., etc.), constituent de puissants agents révulsifs, dérivatifs et déplétifs, qui nous rendent, journellement, les plus grands services, pour le traitement rationnel des affections du foie et du cœur, des hydropisies, des maladies chroniques du cerveau et de la moelle, etc... Le travail d'Augias revêt, à cette heure thérapeutique, une importance primordiale : car un bon drastique permet de soustraire le malade à des congestions mortelles ou à des obstructions imminentes, sans diminuer les sources de sa vitalité, comme le faisait naguère la saignée, à l'époque où Broussais avait placé la sangsue sur un trône !

Les purgatifs qui agissent surtout sur le foie, pour réveiller la sécrétion biliaire sont : la rhubarbe, l'épurge, la bryone, l'hydrastine, l'aloès, l'évonymine, le podophyllin et le calomel, pour ne citer que les plus usités. Enfin, il est une catégorie de purgatifs agissant surtout pour exciter les fibres lisses de l'intestin, dans le cas où la constipation est due à de la paralysie musculaire de cet organe : la noix vomique, et surtout la fève de Calabar, constituent les plus fidèles agents de cette série spéciale.

Fonssagrives s'est efforcé de réhabiliter le fiel de bœuf (1 à 4 gr.), comme laxatif apéritif suppléant au défaut de la sécrétion biliaire. Cet agent peut, en effet, rendre des services contre la constipation atonique et flatulente, avec inertie du foie. C'est aussi un moyen empirique, mais efficace, à diriger contre cette bizarre anomalie visuelle qu'on nomme l'*héméralopie*.

CHAPITRE II

LA MÉDICATION VOMITIVE

Le vomissement thérapeutique peut être provoqué, en dehors de toute action médicamenteuse, simplement par une influence réflexe et purement mécanique : c'est ainsi que la titillation de la luette, la réplétion de l'estomac par l'eau tiède et (chez certains sujets) la seule force de la volonté, sont capables d'exciter la contractilité propre de l'estomac et de mettre en jeu l'activité des muscles extrinsèques, qui viennent en aide à l'estomac pour provoquer le vomissement.

Les vomitifs sont indispensables pour vider l'estomac, irrité par les aliments, les mucosités saburrales ou les colonies microbiennes (ce que les médecins de Molière nommaient les *humeurs peccantes*), ainsi que pour dégager les voies hépatiques et éliminer la bile en excès.

L'action des vomitifs s'étend, du reste, à tous les actes sécrétoires : salivaire, bronchique, intestinal ; elle est, de plus, essentiellement décongestive, ce qui explique le succès de ces agents dans les bronchites, l'asthme, la congestion pulmonaire. Enfin, leur action purement mécanique est souvent utilisée : par exemple, lorsqu'on veut provoquer l'ouverture d'un abcès de la gorge ou l'expulsion de fausses membranes diphtériques.

Si l'on veut opérer une déplétion gastro-hépatique, le vomissement doit être fréquemment répété : on fait ingérer et rejeter, successivement, au malade, de l'eau tiède par demi-verrées, jusqu'à ce qu'elle soit rendue absolument claire. Lorsqu'on veut, au contraire, agir sur l'intestin, sur le foie ou sur le poumon (crachement de sang), il faut que l'agent soit administré très divisé, dans un véhicule peu étendu, et que les doses en soient fréquemment répétées.

Indispensable dans les empoisonnements, le vomitif est fort efficace aux débuts des maladies aiguës et des fièvres graves : c'est une médication dérivative et préventive, agissant à la manière d'une saignée antiphlogistique ou d'une spoliation purgative, mais avec cet avantage qu'elle laisse à l'économie sa force intégrale de réaction. C'est le remède des catarrhes de l'estomac accompagnés de nausées et d'inappétence: *vomitus vomitu curatur;* l'expectorant efficace dans les laryngo-bronchites aiguës; l'agent décongestif, par excellence, dans les affections respiratoires. Dans les fluxions de poitrine et le catarrhe suffoquant, pourrions-nous, sans le secours du vomitif, enrayer l'acte inflammatoire et dégager les tuyaux bronchiques, oblitérés par des exsudats asphyxiants ? Dans la jaunisse, les congestions et obstructions biliaires, que de crises morbides graves n'ai-je point dénouées à l'aide d'un simple vomitif !

Pour que la dose médicamenteuse totale ne soit point rejetée avec le premier vomissement, il est bon de la fractionner en plusieurs parties. Les seules contre-indications du vomitif sont : les anévrysmes, les hernies, la grossesse, les altérations artérielles séniles, les affections du cœur, états dans lesquels le phénomène *effort* peut avoir des conséquences graves.

Certains sujets éprouvent, à la suite d'un vomitif, une courbature générale et une débilité voisine du *collapsus ;* à d'autres malades, il semble, comme le dit Trousseau, que toutes les harmonies organiques se dissocient et que la vie va finir.

Un bain chaud salé et une potion éthérée et opiacée ont aisément raison de ces symptômes désagréables.

L'ipéca et l'émétique sont les vomitifs les plus usités. Nous avons aussi l'*apomorphine*, agent dangereux, parfois employé, à la dose de 1 centigr., en injections sous-cutanées, dans les cas pressants (avec un milligramme toutes les heures, j'ai obtenu, aussi, des succès contre le mal de mer). Les sulfates de cuivre et de zinc, le kermès, sont des vomitifs inconstants et infidèles, ainsi que le polygala, le caïnca, le narcisse des prés, le muguet et la violette, (qui représentent des succédanés, bien inférieurs, de l'ipécacuanha).

Cette racine annelée d'une rubiacée sud-américaine doit son pouvoir vomitif à l'*émétine* qu'elle renferme. Son action se manifeste grâce à un pouvoir directement irritant sur la muqueuse de l'estomac, irritation qui se réfléchit sur le diaphragme, sorte de *presse abdominale*. A dose faible (20 à 60 centigrammes de poudre), l'ipéca possède une action nettement nauséeuse, se traduisant par de la salivation, des bâillements et éructations, la pâleur, l'expectoration, le vomissement. Sa puissance décongestive, si utile dans les angines, les congestions pulmonaires, la coqueluche, le catarrhe bronchique des vieillards, etc., s'exerce à la faveur d'une action contractile sur les fibres musculaires lisses ou viscérales.

Secondairement, l'ipéca détermine une diarrhée légère, qui modifie singulièrement certains états morbides de la muqueuse intestitale. N'oublions pas qu'il fut nommé racine *antidysentérique* par Pison, son introducteur en Europe (dix-septième siècle). Il est notoire que, administré *à la brésilienne* (en macération ou infusion), l'ipéca est le plus infaillible modificateur de la dysenterie. La poudre de Dower, les pilules de Segond, le sirop de Desessartz et surtout le vin d'ipéca, si usité en Angleterre, rendent aux praticiens les plus grands services pour la cure des diarrhées anciennes. Sous le nom de pastilles de Daubenton, les tablettes d'ipéca au chocolat étaient très populaires, *il y a cent ans*, contre les maux d'estomac ; et n'était-ce pas une préparation cent fois plus active que mainte panacée contemporaine ?

Le vomissement provoqué est rarement nuisible. Souvenons-nous que les Romains l'avaient érigé à la hauteur d'un principe : « Romani edunt ut vomant et vomunt ut edant. » Cicéron, dans une lettre à Atticus, raconte qu'ayant été visiter César, le dictateur lui fit la grande politesse de prendre un vomitif, afin de pouvoir, ayant déjà dîné, redîner avec lui !

A dose très faible (un demi-milligr.) l'*émétique* ou *tartre stibié* (Gui Patin disait *stygié*, pour stigmatiser les abus qu'on en faisait à son époque), facilite fort bien l'expectoration.

A 5 centigrammes (*un grain*), il cause des nausées, du malaise épigastrique poussé jusqu'à l'angoisse, et d'énergiques vomissements, accompagnés de dépression vitale, de sueurs, de congestion faciale. Son action s'éteint en provoquant sur l'intestin une légère diarrhée. L'émétique n'agit pas seulement sur l'estomac pour l'inciter à la révolte : son action s'étend aux centres nerveux, puisqu'un animal émétisé vomit même après la section des nerfs de l'estomac.

Administré en lavage (5 centigrammes dans un litre d'eau), le tartre stibié purge sans faire vomir. Aux doses de 30 à 40 centigrammes, données d'un seul coup, apparaît l'empoisonnement, avec les symptômes cholériformes les plus redoutables. Toutefois, on peut donner, sans danger, ces mêmes doses, *en les réfractant* (toutes les heures, une cuillerée à soupe d'une potion de 200 grammes, qu'on arrête dès qu'il se produit des vomituritions). Cette méthode, dite *controstimulante* ou de Rasori, s'emploie lorsqu'on veut déprimer les forces et diminuer la plasticité du sang : elle rend d'énormes services dans la pneumonie aiguë ou fibrineuse.

L'émétique a suscité dans la médecine du dix-septième siècle d'interminables discussions ; les plus impartiaux reconnaissaient, pourtant, que ce composé d'antimoine avait, deux fois, sauvé la France : 1° En guérissant Louis XIV, dangereusement malade à Calais ; 2° en causant la mort du cardinal Mazarin !

A l'extérieur, sur les téguments, l'émétique manifeste son pouvoir irritant en éveillant des éruptions pustuleuses : j'emploie avec succès, au début de la *pelade*, la pommade stibiée, dite d'Autenrieth, que je considère comme un révulsif très supérieur à l'huile de croton. D'après cette action topique, il faut conclure à la nécessité de la dilution du tartre stibié, pour éviter son action irritative sur la muqueuse, si délicate, du tube digestif.

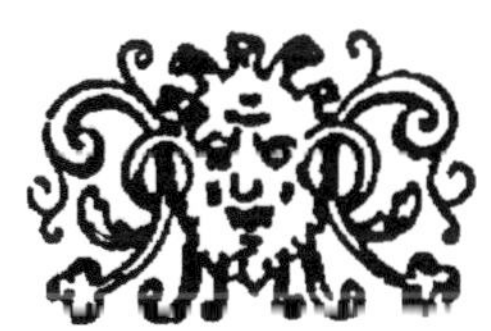

CHAPITRE III

LA MÉDICATION STOMACHIQUE

Le traitement des maladies de l'estomac repose, avant tout, sur la diététique et sur l'hygiène générale. Les médicaments ne prennent à la cure qu'une part contributive, en enrayant certains symptômes pénibles et réfrénant les complications qui peuvent survenir. Quinze années d'expériences, de nombreuses guérisons obtenues sans le secours d'aucune drogue, m'ont conduit à cette conviction sincère, dont je tiens à faire, avant tout, l'aveu.

Je ne parlerai point, aujourd'hui, du régime alimentaire et de l'hygiène qui conviennent aux dyspeptiques, me bornant à renvoyer ceux que la question intéresse à mon livre sur *l'Hygiène de l'Estomac*. J'esquisserai, simplement, le traitement médicamenteux général, applicable aux mauvaises digestions.

Au début, les *absorbants*, qui condensent et désodorisent les gaz, rendent de grands services contre les symptômes fonctionnels pénibles de la flatulence. La poudre de charbon végétal (charbon de jeune peuplier), m'a, notamment, procuré de véritables succès dans ma pratique, surtout chez les femmes et chez les sujets débilités : elle combat les gaz et la constipation, aseptise les fétidités saburrales et désinfecte les garde-robes. Les carbonates de chaux et de magnésie, moins absorbants, à coup sûr, *et moins condensateurs de gaz*, ont, en revanche, l'avantage d'être *anti-acides :* ils neutralisent le pyrosis et les régurgitations aigres, provenant d'un excès d'acidité de l'estomac. On doit préférer le sel de chaux, dans le cas de tendance diarrhéique du malade ; celui de magnésie, dans le cas contraire. Le phosphate de chaux est moins absorbant, mais plus astringent que le carbonate.

La médication aromatique ou *carminative* s'oppose à l'inertie de la muqueuse gastro-intestinale : ses principaux agents tiennent plutôt du codex alimentaire (article *condiments*) que du codex médicamenteux proprement dit. Ce sont : l'anis et la badiane, l'angélique, la camomille, le cumin, la vanille, le fenouil, la coriandre, la menthe poivrée, la cannelle, le gingembre, le clou de girofle, le macis, la muscade, les poivres noir et rouge, etc., etc... La plupart de ces agents peuvent être, avec avantage, introduits dans le régime ordinaire des estomacs atones.

Les *amers* jouent le même rôle, avec cette différence qu'ils surexcitent non seulement la motilité, mais encore les actes sécrétoires, lorsqu'ils sont insuffisants ou défectueux. L'absinthe, la chicorée, le colombo, le houblon, la gentiane, la petite centaurée, l'orange amère, le simaruba, le pissenlit, la quassia : voilà les principaux amers, dont le *maximum* d'action se trouve réalisé dans les strychnées : noix vomique, fève de Saint-Ignace, brucine, strychnine. Donnés avant les repas, les amers rétablissent les fonctions torpides de l'estomac et de l'intestin ; ils sont contre-indiqués dans tous les cas de crampes d'estomac et de sécrétions exagérées dans cet organe. De plus, il faut en interrompre de temps en temps l'usage, si l'on veut éviter l'accoutumance.

C'est à la quassine et à l'arséniate de strychnine que nous avons recours, le plus volontiers, dans la dyspepsie atonique de l'arthritisme. La quassine augmente toutes les sécrétions gastro-intestinales, réveille le travail musculaire tout le long du tube digestif, reconstitue la force nerveuse engourdie et sollicite l'amélioration rapide de la nutrition compromise. Plus actif encore que la quassine, mais aussi plus délicat à manier, l'arséniate de strychnine remonte le système nerveux dans son ensemble et le *galvanise* en quelque sorte. Localement, il contracte les muqueuses relâchées et stimule leur paralysie fonctionnelle, principalement chez les vieillards, chez les femmes et les sujets lymphatiques et débiles. Chacun sait, du reste, que la strychnine est le principe actif des *gouttes amères de Baumé*, l'un des apéritifs les plus employés, peut-être, de la matière médicale.

Lorsque le suc gastrique est, au contraire, insuffisant, dans ses qualités ou dans sa quantité, il importe de lui fournir des modificateurs appropriés. Ce sont surtout les acides que nous employons, dans ces cas : acide lactique, acide chlorhydrique et le plus souvent, *eau régale* (une ou deux gouttes dans une infusion aromatique). Les *ferments digestifs* proprement dits (maltine, pepsine, pancréatine) sont, peut-être, moins fidèles comme action ; mais ils rendent aussi de grands services, lorsqu'on sait les manier, et les médecins qui les attaquent ou les dédaignent seraient peut-être fort embarrassés, dans la pratique, s'il leur fallait s'en priver.

Lorsque c'est le foie qui est la cause des troubles digestifs, il faut alors recourir aux alcalins, aux préparations de boldo, au calomel et aux autres purgatifs cholagogues[1].

La médication digestive utilise, journellement, un certain nombre de ferments solubles, non organisés, capables de dissoudre les divers aliments ingérés et de favoriser leur transformation en un chyle nourricier assimilable, but suprême de toutes les opérations gastro-intestinales. Les doctrines médicales régnantes tendent plutôt à discréditer l'emploi des ferments digestifs : mais leur vogue se maintiendra quand même, parce que, s'ils trompent parfois nos espérances curatives, au moins sont-ils sans danger. Il est vrai que le *primo non nocere* n'est point toujours, tant s'en faut, la devise de la médecine contemporaine !

La diastase, la pepsine et la pancréatine sont les principaux ferments digestifs utilisés pour le traitement des troubles de l'estomac et de l'intestin. Principe actif de la salive et du suc pancréatique, la *diastase* où *maltine* opère la transmutation des amidons insolubles en sucre assimilable. C'est à l'orge germé que nous empruntons la diastase artificielle, sorte de salive supplémentaire, qui arrive à l'aide du dyspeptique, lorsque ce sont les substances féculentes qui sont péniblement digérées. A la

[1] Voir MONIN : *Hygiène des Riches*, p. 157 à 183.

dose d'un gramme par jour, en 3 ou 4 cachets, ou bien sous les formes liquides d'extraits et de bières de malt, la maltine rend de réels services contre les irritations de l'estomac chez les enfants, les gastralgies des jeunes gens, les crampes d'estomac chez les nourrices. Je me loue aussi de l'emploi de la maltine dans le traitement systématique de la maigreur, si délicat, parfois, à instituer : je puis, en effet, avec l'aide de ce ferment, assurer l'assimilation des bouillies de céréales, qui déterminent une rapide augmentation du volume du corps. Songez que 1 gramme de maltine digère, en vase clos, à 40° centigrades (température interne du milieu humain) 2 kilogrammes de fécule ou d'amidon transformés en dextrine, puis en glycose. C'est une puissante ressource contre la nutrition défectueuse : la pratique aurait grand tort de l'oublier.

Introduite par Corvisart en thérapeutique, la *pepsine* est le ferment de l'estomac ; c'est grâce à elle que nous digérons la viande, les œufs, le lait, la partie glutineuse ou *azotée* du pain et les aliments *plastiques* ou *albuminoïdes* en général. La pepsine-médicament s'extrait de la caillette du veau, ou de l'estomac du mouton et du porc.

Le mélange avec l'amidon ou le sucre de lait rend la pepsine plus facile à manier, moins instable, moins putrescible et permet, jusqu'à un certain point, sa conservation. L'action dissolvante de la pepsine sur les albuminoïdes se nomme *peptonisation* : 1 gramme de pepsine peptonise 50 à 75 grammes de fibrine, métamorphosée rapidement en une sorte de pulpe semi-liquide, éminemment propre à la restauration du sang, et qu'on appelle *peptone*. La pepsine n'agit bien que dans un milieu acide : aussi l'additionne-t-on, ordinairement, d'acide chlorhydrique. Il faut même savoir que certaines pepsines (anglaises ou allemandes) augmentent, artificiellement, leur titrage, c'est-à-dire leur apparente action sur les aliments plastiques, par une addition exagérée d'acide, qui constitue, selon moi, une tromperie sur la qualité de la marchandise.

Les alcalins, tannins et alcools concentrés, entravent le pouvoir digestif de la pepsine : il est également absurde de l'associer (ainsi qu'on le fait trop souvent), à des incompatibles, comme le coca, le quinquina, les phosphates, etc., etc. La pepsine la plus active est la pepsine en paillettes (Chassaing), qui est aussi la plus pure. Prise aux repas, à la dose de 50 centigrammes à 1 gramme, elle fait admirablement disparaître (lorsque son emploi est bien indiqué) la gêne digestive, les malaises, vertiges, ballonnements, douleurs, insomnies, etc., dus à une imparfaite digestion des substances azotées : secondairement, l'appétit et les forces se réveillent, les régurgitations et vomissements disparaissent, la dyspepsie étant enrayée. C'est surtout lorsque le suc gastrique est insuffisant dans sa quantité et dans ses qualités (c'est-à-dire dans les dyspepsies atoniques des vieillards, l'atrophie glandulaire de l'estomac succédant aux chagrins, aux excès, aux maladies anciennes et caractérisées par la tendance aux fermentations putrides) que nous retirerons des préparations de pepsine tous les bienfaits que l'on peut légitimement en attendre. *Qui bene dignoscit, bene medebitur*, dit Baglivi.

La médecine utilise aussi les *peptones*, qui résultent de la digestion artificielle des viandes, et dont le pouvoir nutritif et assimilable rend parfois de grands services, par la bouche ou en lavements, dans la lutte contre l'inanition que nous sommes, hélas ! forcés d'engager au cours de bon nombre de maladies chroniques !

Extraite du pancréas frais du porc, la *pancréatine* est, physiologiquement, un ferment très digestif, puisqu'il est censé, tout à la fois, peptoniser les albuminoïdes, saccharifier les amylacés et émulsionner les graisses. Tout cela est fort beau, théoriquement : mais, en pratique, ce ferment, si complet, possède un pouvoir curatif peu fidèle et justement contesté, — même lorsque l'on évite, par les pilules *kératinisées*, la destruction dans l'estomac du ferment albuminoïde ou *trypsine*.

Si la pancréatine mettait d'accord, comme le croyait Cl. Bernard, toutes les puissances de la corporation digestive, nous n'aurions pas de meilleur agent pour remonter le sang appauvri et triompher de l'épuisement nervo-musculaire. Mais la théorie est, ici, un beau rêve, quoi qu'on puisse ordonner légitimement la pancréatine contre la maigreur constitutionnelle, la diarrhée chronique avec selles graisseuses, et contre cette forme, si grave, du diabète sucré, qui semble liée à d'irrémédiables lésions de la glande pancréatique. Il importe seulement de ne point nous forger, sur les succès de cette substance, de trop vastes espoirs !

A côté de ces ferments animaux, je dois faire une place, comme *eupeptique*, à l'*acide chlorhydrique*, qui paraît être l'acide normal de l'estomac. A la dose de 2 à 3 gouttes, dans un peu d'eau, ou d'une gorgée de limonade chlorhydrique, à l'issue des repas, l'acide chlorhydrique redresse les digestions entravées par un milieu gastrique insuffisamment acide ; empêche les fermentations anormales ; achève ces opérations digestives, incomplètes et défectueuses, qui produisaient flatulences et tympanisme, viciaient la nutrition, empoisonnaient l'économie entière.

Stimulant physiologique de la muqueuse affaiblie, l'acide chlorhydrique est fort usité contre la dilatation d'estomac.

Pour moi, je lui préfère l'*eau régale* (acide nitro-chlorhydrique) : à la dose d'une goutte dans un verre d'eau, elle irrite moins l'estomac et possède l'avantage de décongestionner le foie, fréquemment alors augmenté de volume, Chez les névropathes et les diabétiques, je me trouve très bien de l'acide phosphorique dilué (5 à 10 gouttes après chaque repas).

L'acide lactique dilué est aussi un eupeptique, et un astringent antiseptique, surtout à la mode, actuellement, contre la diarrhée des enfants du premier âge.

Un grand nombre d'acides stimulent, du reste, la fonction normale de l'estomac. C'est ainsi que l'acide carbonique, sous forme d'eaux gazeuses, excite les sécrétions gastriques, surtout lorsqu'on y a recours au début du repas. C'est, de plus, un anesthésique et un antivomitif (potion de Rivière). Le vinaigre, les acides citrique et tartrique, les dilutions d'acide sulfurique, alcoolisé ou non, sont utiles aussi pour réfréner la soif, la chaleur fébrile et la constipation des dyspeptiques. Ces propriétés rafraîchissantes se retrouvent, du reste, dans les fruits acidulés : oranges, citrons, groseilles, grenades, verjus et surtout berberis et tamarin...

La papaïne, extraite du *carica papaya*, est une sorte de pepsine végétale. Le pouvoir digestif des viandes est, d'ailleurs, dévolu à un assez grand nombre de sucs végétaux, parmi lesquels figurent deux fruits, excellents pour les dyspeptiques : la figue fraîche et l'ananas. L'un des derniers travaux de l'illustre Darwin, sur les *plantes carnivores*, a élucidé ces curieuses propriétés digestives de certains végétaux : *natura non facit saltus*, disait Linnée.

Je n'insisterai pas sur l'emploi, dans les dyspepsies acides, de la médication *alcaline*, à laquelle je consacrerai, plus loin, un chapitre spécial.

CHAPITRE IV

LA MÉDICATION STIMULANTE

La médication stimulante est celle qui lutte contre la dépression des forces vitales, la mollesse des fonctions, l'atonie des organes, le manque de fermeté des tissus : c'est elle qui corrobore la santé de nos actes physiologiques. Aussi, la médecine journalière a-t-elle fréquemment recours aux stimulants. Malheureusement, l'activité de ces agents curatifs est essentiellement passagère, et, pour peu que l'on prolonge leur administration, on ne tarde pas à voir l'inertie succéder à la tonicité, et la phase dépressive remplacer la phase stimulatrice.

Un certain nombre de stimulants s'adressent, d'une manière élective, à un groupe fonctionnel déterminé. C'est ainsi que les expectorants produisent la stimulation des bronches ; les essences et le phosphore celle du cerveau ; les strychnés celle de la moelle épinière ; les purgatifs aloétiques celle du rectum : les remèdes emménagogues stimulent l'utérus ; les aphrodisiaques la fonction génitale ; les diurétiques, la lessive rénale. Les sialagogues, tels que le cresson du Para, le jaborandi, le pyrèthre, sont des stimulants de la sécrétion salivaire, de même que les sudorifiques stimulent la production de la sueur, etc., etc...

On pourrait, en somme, sous le nom de *médication stimulante*, faire l'étude de presque tous les remèdes. Aussi traiterons-nous seulement, dans ce chapitre, de la médication stimulante *générale*, c'est-à-dire tonique et fortifiante, *totius substantiæ*. Les stimulants diffèrent, toutefois, des *toniques* proprement dits, en ce que ces derniers relèvent d'une façon beaucoup plus durable l'action organique. Les meilleurs types de toniques sont les amers (strychnine), les astringents (fer, quinquina) et les aromatiques (café, kola). Les amers agissent principalement sur le tube digestif, pour réveiller son activité ; les astringents modifient surtout la crase du sang, tandis que les aromatiques agissent sur le cœur et le système nerveux principalement. Les toniques trouvent leur emploi utile aux deux extrémités de la vie : ils s'adressent surtout aux lymphatiques et aux anémiques, et rendent les plus grands services sous les climats humides et mous, dont ils savent compenser le pouvoir débilitant.

Les *analeptiques* sont de merveilleux toniques : mais ils n'ont rien de médicamenteux. On nomme ainsi des aliments *très nutritifs sous un petit volume* (lait, œufs, bouillies de céréales, poudre de viande, etc., etc.), qui réclament du tube digestif un *minimum* de travail et réparent avec le *maximum* de rapidité, les pertes subies par l'économie.

Il est, au contraire, une classe d'aliments que leur action essentiellement fugace et transitoire, permet de faire figurer au rang des stimulants : ce sont les *condiments*, tels que le poivre, la menthe, la vanille, la cannelle, la muscade, le gingembre, etc., fréquemment utilisés dans le régime excitant et aphrodisiaque[1].

Les types les plus parfaits des stimulants, les agents qui activent, le plus énergiquement, la contractilité organique et la nutrition moléculaire des tissus, ce sont les *alcooliques*, lorsque, bien entendu, on sait les employer opportunément et à doses médicinales. C'est vers 1860 que

[1] Voir Dr E. Monin : *l'Hygiène de l'Estomac* et *l'Hygiène des sexes*.

le médecin anglais Todd fit de l'alcool la base d'une méthode thérapeutique systématisée, contre les inflammations et les fièvres. Il est certain qu'à petites doses, l'alcool est aisément comburé dans l'économie : il y joue le rôle d'un producteur de force, d'une sorte de spécifique de l'adynamie, pourvu que l'adynamie soit de date récente.

Chacun sait que l'ingestion d'une boisson alcoolique active la circulation générale, réchauffe les téguments, amplifie les forces respiratoires et stimule les centres nerveux. Aussi, fait-on bien d'y recourir, lorsqu'il s'agit de remédier à la langueur nutritive et à l'épuisement des forces, dans les maladies inflammatoires et chez les fébricitants. C'est une ressource héroïque, dont la médecine a, parfois, abusé peut-être, mais dont elle aurait grand tort de se priver. L'alcool est un nutriment respiratoire, dont une portion seulement est assimilée par l'organisme, l'autre s'y oxydant pour se transformer, finalement, en eau et acide carbonique. A dose médicinale, c'est un cordial dynamique, utile pour nourrir la fièvre et l'empêcher de s'alimenter au détriment du corps ; précieux pour stimuler l'action mécanique et les opérations chimiques du tube digestif, pour exciter le système nerveux, activer les fonctions du cœur et des poumons.

Pour ces raisons, il faut le conseiller dans les pneunomies aiguës accompagnées de dépression profonde; dans l'asthme nerveux, la diphtérie, la coqueluche, la fièvre typhoïde, la variole, les fièvres intermittentes, les hémorragies grave la période algide du choléra, etc., etc. L'alco l est contre-indiqué dans la plupart des états nerveux non fébriles, dans le rhumatisme aigu et dans les affections de la peau. Suivant les indications, on a recours aux vins naturels, champagne (stimulant diffusible efficace), bordea x et bourgogne vieux (cordiaux et stomachiqu , malaga et porto (toniques puissants et fé i-fuges). A dose modérée, le bon vin est le n l-leur des aphrodisiaques. « *Veneris minister,* *r-tator et armiger Bacchus* », disait élégamn nt l'auteur de l'*Ane d'or*. Les vins de quinqu a, de kola, de colombo, de gentiane et un gı nd nombre d'autres vins médicinaux reçoi ent également des applications dans la médica ion stimulante. La bière anglaise, qui renferm un peu de strychnine, les laits fermentés (kou ys, kéfyr) sont aussi des stimulants.

Parmi les alcools proprement dits, on m-ploie, en potions, le cognac et le rhum dan es fièvres; le kirsch est un pectoral efficace, ıe je conseille souvent, en punch ou en grog cha l, contre la grippe et les bronchites. Lorsqu n recherche une action diurétique, on peut rec arir au gin, au schiedam. L'alcoolé de mélisse est plutôt sudorifique. Les teintures de vanille, cannelle, badiane, etc... sont, à la fois, cordiales, stomachiques et carminatives. J. Simon conseille les bains de vin chaud dans la faiblesse congénitale des nouveau-nés ; dans la débilité sénile, j'ai souvent recours, avec succès, aux lavements de vin chaud. Quant aux frictions avec l'alcool pur, elles agissent merveilleusement contre l'anémie, le lymphatisme, la flaccidité des chairs, le nervosisme féminin.

A côté de l'alcool, l'*éther* occupe, dans la médication stimulante, un rang des plus honorables. A la dose de quelques gouttes sur un peu de sucre, l'éther sulfurique active les sécrétions salivaire et gastrique et stimule la motilité de l'estomac et de l'intestin, dont il calme les états spasmodiques. L'éther excite aussi le jeu du cœur et les fonctions des centres nerveux : mais c'est là une excitation de courte durée, bientôt suivie de dépression. Lorsqu'il faut obtenir une action sédative contre les désordres nerveux du système sensitif viscéral, je conseille plutôt l'éther acétique ou bien la liqueur d'Hoffmann, qui est une mixture d'alcool et d'éther sulfurique. Lorsqu'il faut faire sortir, à tout prix, un malade de l'état comateux, à la suite d'hémorragies abondantes, d'attaque de paralysie ou bien encore dans la période pro-agonique, rien ne vaut, à coup sûr, les injections sous-cutanées d'éther.

Les préparations *ammoniacales* sont éminemment stimulantes de la fonction respiratoire. Les anciens faisaient prendre aux asthmatiques des bains d'urine putréfiée et faisaient coucher les phtisiques dans les étables. J'ai souvent conseillé avec succès aux malades atteints de catarrhe pulmonaire de porter sur leur poitrine un sachet rempli de carbonate d'ammoniaque pulvérisé.

Les inhalations d'*oxygène* et d'*ozone* invigorent le sang et le système nerveux, facilitent la respiration, accroissent la nutrition et l'appétence, en accélérant les échanges de l'organisme. Toutes les fois qu'il importe de provoquer une rapide prolifération des globules rouges du sang, il faut avoir recours aux inhalations d'oxygène. Dans l'asphyxie par submersion, dans l'empoisonnement par le chloroforme ou par l'oxyde de carbone (*gaz des réchauds*) et le gaz d'éclairage, c'est le moyen le plus énergique que nous possédions pour rappeler les malades à la vie. On emploie aussi les inhalations d'oxygène dans la coqueluche, la chlorose grave, l'asthme, les laryngites tuberculeuses, etc.

CHAPITRE V

LA MÉDICATION TONIQUE DU CŒUR

L'INDICATION de donner du *ton* au cœur, *le primum vivens* et *l'ultimum moriens* (Haller), c'est-à-dire d'augmenter l'énergie fonctionnelle de cet important organe, se rencontre assez communément dans la pratique de la médecine. Le dérèglement du cœur se manifeste, en effet, dans un grand nombre de maladies, organiques ou nerveuses, de la circulation; il est patent dans l'anémie, dans les fièvres graves, les affections nerveuses : il est commun chez les vieillards et chez les sujets qui souffrent d'une nutrition défectueuse ou ralentie. L'épuisement des forces, quelle que soit son origine, se manifeste toujours, plus ou moins, par la débilité du centre circulatoire, où Claude Bernard localisait, avec raison, le principe de la vie.

Le plus efficace des toniques du cœur est, sans contredit, la digitale. Cullen (qui l'étudia vers la fin du siècle dernier), considérant son action essentiellement ralentissante du pouls, l'avait surnommée l'*opium du cœur ;* mais Bouillaud n'eut point de peine à démontrer qu'elle en était, bien au contraire, le *quinquina.* Car c'est à la faveur d'une régularité plus grande imprimée à la circulation, d'une pression artérielle plus forte et plus ample, que la digitale corse l'énergie cardiaque et fait contracter énergiquement la musculature de l'organe circulatoire central.

Cette action de la digitale nous est précieuse, dans un certain nombre de maladies organiques dudit organe, alors qu'il faut stimuler l'action utile du cœur, particulièrement dans les rétrécissements valvulaires. Malheureusement, la digitale *s'accumule* aisément dans l'organisme, et son administration un peu continue ne tarde pas à engendrer des phénomènes d'intolérance, allant jusqu'à aggraver la maladie préexistante. Nous estimons, pour notre part, qu'on abuse grandement de la digitale, dans la plupart des maladies du cœur. N'oublions jamais que la digitaline est un poison extrêmement violent avec lequel ont opéré de nombreux criminels. dont le plus célèbre fut notre confrère homéopathe Couty de Lapommerais (1864).

Toutes les fois que le pouls est faible et irrégulier, qu'il y a tendance à la stase sanguine et à l'hydropisie, l'emploi de la digitale est indiqué. Pour remédier à la faiblesse du cœur et le soutenir dans sa lutte, la digitale a rendu aussi d'immenses services dans le traitement de la pneumonie, alors que (comme l'a excellemment exprimé Huchard) « le mal est aux poumons et le danger au cœur ». Le cœur est l'acropole du corps (Aristote).

Les principes toniques de la digitale pour la circulation se retrouvent dans un certain nombre de végétaux, à un degré moindre, il est vrai, mais aussi avec de moindres dangers. Sans insister sur la germandrée, la chicorée, la lobélie enflée, dont les propriétés ne sont point universellement admises, disons un mot de l'asperge. Le célèbre Broussais considérait comme une sorte de digitale atténuée, de *digitale des enfants*, les turions et surtout les racines de cette liliacée potagère : il employait volontiers le sirop de pointes d'asperges contre les palpitations et les faux pas du cœur.

Plus actifs sont les principes de l'*adonis vernalis*, et surtout du *muguet* (convallaria maialis) populaire en Russie contre les hydropisies d'origine cardiaque et les lésions mitrales du cœur. Tous ces agents, ainsi que la *spartéine* (substance retirée du genêt) présentent dans la pratique, une certaine utilité, lorsque la digitale est mal tolérée ou ne remplit plus le rôle curatif que l'on attend d'elle, au cours des longues et interminables affections du cœur, qui font le désespoir des malades et des médecins.

Le *strophantus* est aussi très puissant pour relever l'amplitude de la pulsation artérielle ; pour *aortiser* le pouls, suivant l'expression fort juste de Bucquoy, et soulager ainsi l'oppression qui résulte d'un défaut de contractilité du cœur. Malheureusement, le maniement des préparations de strophantus est, pour le moins, aussi délicat que celui de la digitale. De plus, on les a accusées, non sans tort, de pousser à l'albuminurie, complication toujours sérieuse, et qui n'est que trop à craindre, déjà, dans les maladies du cœur.

La *caféine* est, assurément, le tonique du cœur qui remplace le mieux la digitale, dans la plupart des cas. Cet agent diminue la fréquence et augmente l'énergie impulsive des contractions du cœur, élève la pression du pouls, diminue la chaleur et la sensation de fatigue musculaire. On peut la prescrire dans tous les états adynamiques du cœur, dans la dégénérescence graisseuse de cet organe, l'angine de poitrine, la fièvre typhoïde, les fluxions de poitrine et les congestions passives du cerveau, chez les vieillards, dans les hydropisies provenant du cœur ou du foie, même si les reins sont altérés et malades. Car sa toxicité est des moins à craindre.

Suivant la pratique de Lauder Brunton, il est bon, dans un certain nombre d'affections du cœur, d'administrer simultanément la caféine et la digitale à faibles doses, ou bien de les prescrire alternativement. On peut aussi, avec grands avantages, recourir à diverses substances qui renferment de la caféine. Les plus célèbres sont la *guarana* et la *noix de kola* qui donnent au célèbre vin Bravais ses propriétés si toniques. Le café et le thé sont nuisibles aux cardiaques, parce que la caféine se trouve, dans ces deux produits, unie à des essences excitantes, funestes pour le jeu et le rythme du cœur, manomètre vital.

La guarana est une sorte de pâte sèche, préparée avec les graines du *paullinia sorbilis*. Ses principes actifs sont la caféine et le tannin : ce dernier joue, de son côté, un rôle très heureux pour la modification de l'état général du sang et de la nutrition. (Je l'ai souvent administré, en nature, à des cardiaques dont la constitution était molle et lymphatique et les fonctions pulmonaires douteuses ou altérées par des tubercules.)

Quant à la *noix de kola*, que les nègres africains considèrent, de temps immémorial, comme le spécifique de l'effort et le remède héroïque de l'essoufflement et de la lassitude, ses principes actifs résident dans la caféine (elle en contient plus que le café lui-même), la théobromine, les tannins et le *rouge* de kola, ainsi que dans les sels de phosphore et de manganèse qu'elle recèle en grande quantité. La kola possède donc une action élective sur le cœur ; elle combat la dépression vasculaire. accroît la tension circulatoire, etc.., sans action offensive sur les fonctions d'assimilation et de nutrition, qu'elle favoriserait plutôt. En même temps qu'un tonique du cœur, c'est aussi un reconstituant général et un équilibrateur du système nerveux. C'est dire le rôle curatif que la noix de kola est appelée à jouer, dans un grand nombre de débilités constitutionnelles.

Les antagonistes des toniques du cœur sont les médicaments capables *d'abaisser la tension artérielle :* la *trinitrine* (nitroglycérine) en solution alcoolique au centième (10 à 30 gouttes par jour) et le *nitrite d'amyle* (en inhalations) calment, pour cette raison, les crises spasmodiques de l'angine de poitrine et produisent de grands soulagements dans ces oppressions, si pénibles, que l'on observe au cours des maladies du cœur.

CHAPITRE VI

LE CAFÉ

Le café, cette boisson intellectuelle par essence, ce roi des aliments de l'esprit, est trop en honneur, au pays de Voltaire et de Balzac, pour ne pas exciter l'intérêt de tous et l'attention spéciale du médecin. Notre civilisation n'a-t-elle pas rendu, aujourd'hui, indispensable, l'usage de l'exhilarante infusion, qui délasse et rafraîchit l'organisme et excite le système nerveux cérébro-spinal, dont les rouages sont si tourmentés par l'existence moderne ?

Mais, si le café convient à l'homme des villes comme au campagnard, au marin comme au soldat, ce n'est pas seulement parce qu'il excite le système nerveux, c'est aussi parce que sa teneur en azote, en tannin et en sels de potasse en font une boisson alimentaire de premier ordre, utile au bon fonctionnement de l'estomac et de l'intestin, des reins et de la peau, tonique et réparatrice, en ce qu'elle facilite le mouvement nutritif de rénovation des tissus, d'où naissent véritablement la santé et la vie.

Le café est, à peu près universellement, considéré comme un aliment d'épargne, un « *manager* » des forces de notre économie, agissant à la façon des cendres sur le feu, — c'est-à-dire beaucoup plus comme un agent de ralentissement des échanges organiques que comme une substance alibile proprement dite. Son infusion suave et raffinée ajoute à l'énergie nutritive, combat l'inertie physique et morale et fournit, en même temps, un complément nutritif précieux, à la portée du plus grand nombre. Toutefois (puisque les tarifs douaniers ne permettent guère d'espérer un abaissement prochain dans la valeur marchande de la fève d'Arabie), nos lecteurs ne seront pas fâchés d'apprendre que, par le procédé Le Turcq des Rosiers, le café torréfié peut acquérir, en principes utiles, une plus-value de 10 à 15 p. 100 sur le même café torréfié par les procédés routiniers habituels. Le comité consultatif d'hygiène a, bien entendu, reconnu que la remarquable découverte, due au savant ingénieur lorrain, ne présentait aucun danger pour la santé publique, et il en a autorisé l'application.

Chacun sait que c'est par la torréfaction que

se développent les substances aromatiques savoureuses, amères, antiseptiques et toniques, en même temps que prennent corps la caféine et la caféone (essence de café) avec divers autres produits pyrogénés, qui ont peut-être aussi une très grande importance. Mais ce qu'on ne sait pas, c'est que les vapeurs qui s'échappent dans l'air, pendant la torréfaction, sous forme d'un nuage de parfum raffiné, renferment environ 20 p. 100 des produits utiles que recelait la graine. Eh bien ! c'est précisément en empêchant la déperdition de ces produits, ou plutôt en les réassimilant à la graine torréfiée, au moyen d'appareils ingénieux, condensant les vapeurs à l'air libre et à chaud, que le perfectionnement a pu être réalisé. La caféine et la caféone, qui se perdaient, se trouvent donc ainsi recueillies et injectées dans le grain, qui les réintègre par une absorption automatique. Il n'y a, d'ailleurs, pas trace d'autres produits pyrogénés et ammoniacaux dans cette réintégration. Et c'est précisément là ce qui en constitue la valeur hygiénique. Car il ne suffit pas à un procédé industriel d'être économique, pour être recommandé : sa devise doit être, avant tout, conforme à celle qu'Hippocrate inscrivait en tête du Code du médecin : *Primo, non nocere.*

Si les falsificateurs employaient les ressources inépuisables de leurs esprits antisociaux à rechercher des procédés aussi parfaitement salubres que celui de l'ingénieur Le Turcq, pour abaisser le prix des denrées indispensables, quels immenses bénéfices n'en résulterait-il pas pour la santé nationale et pour le progrès ! L'hygiène applaudit des deux mains, lorsqu'elle voit mettre à la portée de tous une boisson civilisatrice comme l'est le café, un aliment nervin, qui donne des ailes à l'esprit, augmente le bien-être organique et constitue, peut-être, l'agent le moins infidèle que nous possédions pour lutter contre les progrès envahissants de l'alcoolisme, vice grossier, redoutable intoxication contemporaine [1].

Pour donner le coup de fouet aux nutritions languissantes des pâles habitants des villes ; pour émoustiller leur moral, prompt aux défaillances et entretenir la vigueur et la souplesse des corps et des esprits ; pour équilibrer le taux des forces et mettre entrave au mouvement désassimilateur dans l'économie humaine, rien ne vaut une tasse de bon café, bien riche en caféine et en caféone. Sée a pu prouver, en effet, expérimentalement, que la caféine facilitait le travail musculaire en suscitant l'activité du système nerveux moteur, tant cérébral que médullaire. La conséquence de cette double

[1] Voir : Dr E. Monin : *L'alcoolisme* (300 pages, Doin, édit.).

action est de diminuer la sensation d'effort et celle de fatigue et d'essoufflement; de favoriser, par conséquent, l'entraînement aux exercices, en activant la consommation du combustible utilisé pour produire la chaleur animale et l'équivalent mécanique de cette chaleur.

Quelques conseils gastronomiques, pour terminer, à l'adresse de ceux qui veulent boire du bon café. Il faut toujours le moudre au moment même de le préparer. Comme appareil, nous donnons hardiment la préférence à la cafetière dite *russe*, dans laquelle le café s'infuse au moment même où l'eau est en pleine ébullition. A propos de l'eau, nous recommandons aussi l'usage de l'eau distillée, ou tout au moins de l'eau ayant longuement bouilli. Avec un excipient semblable, on ne précipite pas (comme on le fait avec nos eaux calcaires parisiennes) le tannin du café. On obtient finalement une infusion nette, claire, délicate et parfumée, qui a conservé, d'une manière intégrale, ses précieuses qualités toniques et excitantes.

Le café vert en décoction constitue l'un des meilleurs traitements de l'arthritis et de la gravelle urique en particulier.

On prend :

℞	Martinique.	1 demi.
	Moka.	1 quart.
	Bourbon.	1 —

On mêle le mieux possible les trois espèces de café et on en fait des paquets de 25 grammes chacun. On met le soir, dans un verre rempli d'eau, ces 25 grammes de café mélangé, on couvre le verre le mieux possible et on laisse macérer pendant dix ou douze heures au plus.

Le matin, remuez le contenu du verre, passez le liquide pour le débarrasser des grains de café et faites boire à jeun, froid et sans sucre, le produit de la macération. On peut manger peu de temps après.

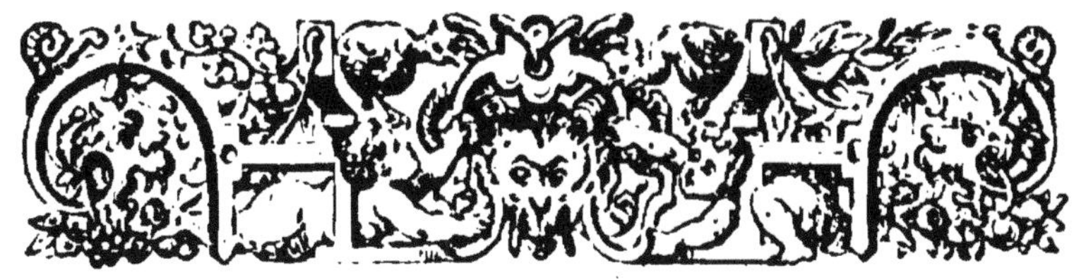

CHAPITRE VII

DES MÉDICAMENTS-ALIMENTS. — LA POUDRE DE VIANDE

On appelle médicaments-aliments les agents qui fournissent au sang les matériaux nécessaires pour réparer les déchets morbides et qui, sous un petit volume, restituent à la nutrition une énergique puissance.

Reconstituants, toniques, *analeptiques* par excellence, les médicaments-aliments trouvent leur application dans les anémies et dans toutes les formes d'amaigrissement et de débilitation organiques. Ce sont eux qui constituent la base de la médication antiphtisique, jusqu'à ce que l'on ait découvert le moyen de tuer le bacille de Koch, à supposer que ce bacille soit la cause véritable de la phtisie, *quod est demonstrandum !*

Les aliments médicamenteux luttent également contre les dyspepsies et l'atonie gastro-intestinale; ils enraient les dangers inhérents au diabète maigre et aux cachexies; ils triomphent de l'épuisement nerveux, parce qu'ils renouvellent la masse du sang, et que le sang est le meilleur antispasmodique, le *moderator nervorum* par excellence. Dans les convalescences, dans les maladies liées à la misère physiologique (scrofule, rachitisme, scorbut), dans les grossesses répétées, les allaitements prolongés, il faut recourir à ces agents de reconstitution rapide, sous peine des plus dangereuses conséquences pour l'avenir.

Grâce à la fibrine, aux chlorures, au fer, etc. — qu'elle renferme, la *viande* constitue l'aliment de force par excellence, le réparateur de nos muscles, la substance capable de remédier le plus sûrement à l'appauvrissement organique, le nutriment le plus rapidement susceptible de faire, à son tour, de la chair [1].

La viande crue répugne à bien des estomacs: et, par les nausées qu'elle provoque, met en fuite également le plus précieux des reconstituants, qui est l'*appétit!* Elle peut transmettre le tænia et favoriser aussi la tuberculose, surtout chez ces sujets *minoris resistentiæ*, aux-

[1] Voir Dr E. Monin : *Hygiène de l'Estomac*, 4e édit. p. 15.

quels s'adresse orinairement la médication carnée.

On peut dire de ces gelées et extraits de viande, si vantés par les trompettes de la publicité, ce qu'un physiologiste d'outre-Rhin écrivait, avec raison, du bouillon : « Au point de vue nutritif, ce sont des fleurs parfumées, des madones de Raphaël, des symphonies de Beethoven. » Ce qui veut dire que, comme produits alimentaires, ce sont de purs expédients, sans valeur analeptique, simples excitants de la muqueuse gastrique ou tout au plus *peptogènes*, pour user de l'expression scientifique de Corvisart.

La médication par le sang chaud des abattoirs est du ressort de ces pratiques populaires dégoûtantes, quoique séculaires. Le sang chaud ou desséché et pris sous forme de poudre, est toujours indigéré, et son action dynamophore est à peu près nulle.

La viande crue a été, depuis quelques années, remplacée avantageusement dans la pratique par la poudre de viande.

La poudre de viande est, à coup sûr, le prototype de ces médicaments-aliments, essentiellement assimilables et capables d'exercer sur l'économie une action reconstituante par excellence. C'est tout simplement de la viande crue desséchée à moins de 50 degrés, mais dont la pureté est assurée par la privation de graisse et d'autres matériaux corrupteurs. Les fibres carnées, lixiviées par l'alcool bon goût, sont ensuite pulvérisées finement et scellées en de petites boites. On donne la poudre de viande mêlée au vin, au bouillon, au chocolat, par le moyen desquels on peut, le cas échéant (phtisie), suralimenter les malades très facilement.

Son emploi est indiqué dans toutes les maladies qui dérivent d'une nutrition défectueuse. Il s'agit, en effet, d'un de ces *aliments de force*, qui remontent tout l'organisme, augmentent la résistance vitale, enrichissent le sang et rendent possible la lutte contre les diathèses, les cachexies, les convalescences : pour tout dire en un mot, c'est le *nutriment thérapeutique*, le remède souverain de la misère physiologique et de l'appauvrissement du sang.

La poudre de viande doit remplacer définitivement la viande crue, si fertile en tænias et en autres transmissions parasitaires.

Produit naturel, et non combinaison réalisée dans les arcanes chimiatriques, la poudre de viande offre au médecin un analeptique puissant, un *histogénique* de premier ordre, selon l'heureuse expression de notre regretté maître Gubler. Malheureusement, ce produit si riche présente souvent, dans le commerce, une saveur désagréable et répugnante, qui provoque des nausées. Les meilleures marques ne sont pas exemptes de ce reproche : aussi, ne devrait-on livrer à la consommation que des poudres de viande fraîchement préparées.

La poudre de viande s'applique aux traitements de l'épuisement nerveux, des engorgements ganglionnaires, des suppurations prolongées, des hémorragies, de la diarrhée chronique, etc. Elle rend aux convalescents, aux sujets amaigris, faibles et héréditaires, les plus sérieux services ; elle est fort utile aussi dans les vomissements de la grossesse ou pendant l'allaitement prolongé. Elle est également indiquée dans la cure des maladies infantiles, notamment de la coqueluche, où la reconstitution est toujours si impérieusement nécessaire.

C'est avec la poudre de viande, qu'ont été obtenus les plus solides succès, dans les méthodes de gavage et de suralimentation instituées, à titre expérimental, il y a quelques années, par MM. Debove et Dujardin-Beaumetz. Pour ma part, je ne prescris jamais le gavage dans la phtisie, parce qu'il accélère, selon moi, la dégénérescence graisseuse du foie. Mais je donne de petites doses, souvent répétées, de poudre de viande, aliment élevé à sa plus haute puissance de condensation, par conséquent, capable d'exagérer, le plus heureusement, l'eutrophie et l'histogénèse, chez les sujets dont la prompte réparation s'impose sous peine d'accidents rapidement mortels. Dans le plus petit volume, la poudre de viande représente quatre fois son poids de viande fraîche ; on voit donc toute l'importance de sa valeur nutritive, hors de pair avec celle des autres préparations analeptiques. La poudre de viande est le correctif naturel des médications antiseptiques, si communément hostiles à l'eupepsie et à la bonne nutrition des tuberculeux et des dyspeptiques; je l'ai employée, avec les plus grands succès, chez les malades les plus susceptibles.

La poudre de viande est loin, d'ailleurs, d'être (comme on serait tenté de le croire) un remède nouveau : elle était connue, déjà, des Egyptiens et des anciens Grecs, et les Chinois s'en servent, de temps immémorial, comme conserve de guerre. On en a même trouvé l'usage chez les peuplades de l'Afrique centrale et de l'Asie occidentale !

Bull a également proposé l'emploi d'une poudre de poisson, très alibile et très assimilable, préparée avec le thon et la morue desséchés. De toutes parts, on s'ingénie, d'ailleurs, à chercher de nouveaux appoints à la médication reconstituante. Que nous sommes loin, ô mes confrères, du commencement de ce siècle, alors que toute la pratique s'appuyait sur ce théorême de Broussais : « La maladie, *la mort elle-même* (!) ne sont qu'excès de vitalité, et l'art de guérir est tout entier l'art d'affaiblir ! »[1].

[1] Pour la *médication par le lait*, je renvoie mes lecteurs à l'*Hygiène de l'Estomac*, p. 178, et à l'*Hygiène des Riches*, p. 302.

CHAPITRE VIII

L'HUILE DE FOIE DE MORUE

A l'occasion des dernières épidémies d'influenza, A. Ollivier a insisté, avec raison, sur l'action puissamment préventive de l'huile de foie de morue contre cette maladie, dont nous continuons à subir, dans presque toute l'Europe, les manifestations épidémiques. Soumis à cette simple médication, les sujets les plus prédisposés restent, systématiquement, à l'abri de la grippe et de ses complications les plus dangereuses. Nous avons nous-même observé le fait. C'est qu'il n'existe pas, dans l'arsenal des drogues, un agent plus précieux de modification organique, un dépuratif plus efficace, un tonique reconstituant plus avéré que ce médicament-aliment, à bon droit populaire, l'huile de foie de morue, lorsque, toutefois, elle est de qualité authentique, naturelle et loyale.

De temps immémorial, les habitants du Nord faisaient grand usage de l'huile de foie de morue, comme fortifiant de la fonction respiratoire et nutriment de la calorification animale. Un passage de Pline peut même faire présumer que les anciens n'en ignoraient point la préparation. Quoi qu'il en soit, son usage ne se répandit guère, en France, que depuis soixante ans, sous l'égide thérapeutique de Bretonneau et de Trousseau, son élève. C'est d'une famille hollandaise que Bretonneau avait, paraît-il, appris à apprécier la valeur de cet agent curatif.

Il est aujourd'hui démontré que l'huile de foie de morue doit plutôt ses propriétés à ses corps gras phosphorés et à ses divers principes aromatiques, décelés par l'analyse, qu'aux quelques milligrammes d'iode ou de brôme y renfermés. C'est à la faveur des particules biliaires, combinées à l'huile, que cette graisse animale s'émulsionne et s'assimile aisément dans le torrent circulatoire. L'économie animale incorpore et utilise, sans travail ni peine, cet aliment, en quelque sorte animé et vivant, à demi digéré, déjà, par la Nature.

Claude Bernard et Armand Gautier ont, d'ailleurs, su prouver que les principes aromatiques et les alcaloïdes, autant que le *glycogène*, jouissent de la propriété de rehausser le pouvoir de nutriment vital, dévolu à l'huile elle-même. Aussi, les huiles colorées, plus concentrées, en quelque sorte, plus riches en principes extractifs, doivent, suivant nous, être toujours préférées. Leur tolérance est, d'ailleurs, égale, sinon supérieure, à celle des huiles blondes. Seulement, méfiez-vous de la fraude, qui transforme en une nauséeuse et répugnante mixture l'aliment le plus étrangement assimilable lorsqu'il est loyalement élaboré par la chimie de la Nature vivante, supérieure à celle de tous les Laboratoires !

Pour augmenter l'énergie dynamique, réparer l'usure des tissus, vaincre la maigreur, fabriquer de la chair et des réserves adipeuses, ranimer les forces, corser la résistance vitale et revivifier, en un mot, l'économie tout entière, rien ne vaut ce dynamophore analeptique, qui, sous un état moléculaire se pliant le mieux à l'absorption intégrale, fournit à la nutrition une provision alimentaire et médicamenteuse d'une incomparable richesse.

Il faut administrer l'huile de foie de morue, de préférence au milieu des repas, dans un verre, entre deux couches de jus d'orange, par exemple, expédient qui en atténue le goût. Les doses seront de deux à trois cuillerées à soupe par jour, et davantage, s'il n'y a point d'intolérance. Il existe, du reste, un grand nombre de formules, destinées à servir de moyens correctifs ou bien à augmenter l'activité curative de l'huile. Les mélanges avec l'eau de chaux, les hypophosphites, l'eucalyptol, le menthol, la créosote et la saccharine, l'iodoforme et l'essence d'anis, etc.., sont ceux auxquels, dans notre pratique, nous avons recours le plus volontiers. 50 centigrammes de magnésie calcinée, délayés dans une cuillerée d'eau assurent aussi très bien, d'après Dannecy, la digestion d'une cuillerée d'huile, par une sorte de saponification.

L'exercice, les frictions, le séjour au bord de la mer, et surtout la température hivernale sont les conditions qui favorisent le plus facilement la tolérance intégrale de l'huile et sa complète assimilation.

Essentiellement réparatrice, l'huile de foie de morue s'applique à la misère physiologique sous toutes les formes. Elle triomphe de la langueur et de la dépression des forces, chez tous les sujets débiles ou délicats, chez les enfants victimes d'une croissance rapide ou d'une funeste hérédité, dans la convalescence des fièvres graves, dans la chloro-anémie, qui n'est, souvent, qu'une forme du lymphatisme. Elle remédie à la dénutrition, quelles qu'en soient les causes, et à la débilitation par les anciennes diathèses. Dans les névroses anciennes, dans l'épuisement nerveux, rien n'est plus indiqué que ce médicament-aliment oléo-phosphoré qui recèle, en quelque sorte, la quintessence chimique de la cellule nerveuse : *Ohne phosphor, kein Gedancke !*

L'emploi de l'huile de foie de morue est indispensable dans la phtisie, pour enrayer la consomption nutritive, provoquer un accroissement régulier des forces, apaiser la toux et cicatriser les lésions, en apportant au sang les principes nécessaires à la transformation crétacée des tubercules. La phtisie, qui tue près d'un sixième de la famille humaine, ferait encore davantage de victimes, s'il nous fallait abandonner l'usage de cet admirable modificateur du terrain tuberculeux, l'huile de foie de morue, à laquelle tant de poitrinaires sont redevables de la vie et d'une santé passable !

Cet agent est également le meilleur et le plus fidèle de la matière médicale, contre la scrofule et le rachitisme. D'autant plus actif qu'il est mieux toléré par les enfants, il guérit les ophtalmies et les otites chroniques, les lésions ulcéreuses graves de la peau et des ganglions, les caries osseuses et même les manifestations viscérales les plus sérieuses de la scrofulose.

Aux rachitiques, il fournit les phosphates,

sous la forme d'une combinaison organique naturelle animalisée et essentiellement assimilable. On peut même dire que c'est sous cette forme seulement que les garanties de l'absorption existent; et chacun sait que, sans les phosphates, notre squelette serait à l'état cartilagineux, il n'existerait plus de charpente humaine.

Dans l'arthritisme des lymphatiques; dans les lésions, déformantes et destruantes, du rhumatisme chronique; dans les lumbagos anciens et les sciatiques rebelles, on obtient, par l'huile de foie de morue, des résultats inespérés, résultats qu'on a faussement attribués à la propylamine, car ils ne sont dus qu'à l'action *totius substantiæ* de la médication. A chaque pas de ma pratique, je retrouve, du reste, ces bienfaits, toutes les fois que j'engage la lutte contre les maladies par ralentissement nutritif; toutes les fois que j'ai recours à l'huile pour activer les combustions vitales, pour raviver, si l'on peut dire, la flamme vacillante de la vie, c'est-à-dire dans tous les cas de *déchéance vitale*, chez les anciens diabétiques comme chez les goutteux et les syphilitiques invétérés. L'huile de morue est le puissant antagoniste des états cachectisants... Pourquoi faut-il, hélas! que fréquemment, chez les malades, l'intestin altéré et le fonctionnement stomacal peu robuste nous contraignent de renoncer à prolonger l'emploi d'un aussi admirable médicament ? Il est vrai que, s'il en était autrement, l'huile de foie de morue ne serait plus un médicament : ce serait l'élixir de longue vie, si longtemps rêvé par les alchimistes !

CHAPITRE IX

LE SEL (CHLORURE DE SODIUM)

La sagesse des nations nous indique, par ses proverbes, l'indispensable nécessité du sel : « *Bonum est sal* », dit la Bible. Le saint homme Job demande (VI, 6), s'il est possible de manger de la viande sans sel, « carnem non sale conditum » ; Homère lui donne l'épithète de divin, *theion ;* Pline déclare *sal et sol utilissima ;* un médecin romain prend comme devise : *in sale salus*, la santé par le sel. Le mot *salaire* ne vient-il point du *sel*, que touchaient, en guise de prestation, les soldats romains ? Disons, en passant, que la ration journalière, indiquée par Caton pour les armées antiques, était de vingt grammes, et qu'elle n'est que de seize grammes en France, pour le soldat en campagne, du moins. Ainsi va le progrès !

Le corps humain, contient environ 200 grammes de sel : notre sang en prend 3 1/2 p. 1000; notre salive 2 p. 1000; la sueur également; la bile et la chair musculaire, 1 p. 1000 chacune. Nous rejetons, journellement, par les urines, plus de 6 grammes de sel : on sait qu'au moyen âge, bien des fois des assiégés se procurèrent ce condiment en faisant (*proh pudor!*) évaporer leurs urines. Interrogez, du reste, nos pauvres Messins de 1870 : ils vous diront que, s'ils ont souffert, ce fut surtout de la privation du sel.

On cite des corporations monastiques, des serfs russes, des prisonniers, qui furent décimés par la suppression de cet indispensable nutriment. L'une des lois les plus terribles de la vieille Hollande était la condamnation des prisonniers à trois mois de prison, avec pain sans sel : l'albuminurie, l'hydropisie et l'hectisme ne tardaient pas à terminer l'affreux supplice de ces misérables.

Pourquoi donc le sel, si répandu dans la nature, est-il indispensable à la santé des êtres vivants ? C'est qu'il fait partie intégrante de la composition du liquide sanguin, origine et source de toute nutrition. Privez de son sel le globule rouge, primordial élément de notre « chair coulante », et vous le verrez, peu à peu, se déformer, puis se dissoudre dans le *sérum* ou partie liquide du sang. Le sel augmente la quantité et affine la qualité du globule rouge, vecteur de l'oxygène. C'est donc le reconstituant par excellence, l'agent intime de notre nutrition, le grand producteur du calorique animal, puisque c'est lui qui favorise surtout le conflit du globule rouge et de l'oxygène, conflit d'où résultent et dérivent tous échanges nutritifs, toutes mutations cellulaires, dont l'équilibre est la condition qui crée la santé et la vie...

Formé de chlore et de sodium, le sel de cuisine (ou chlorure de sodium) augmente les qualités acides du suc gastrique, qualités dues surtout à l'acide chlorhydrique ; il accroît, par cela même, les propriétés antiseptiques et microbicides de notre tube digestif, propriétés qui nous préservent de tant de maux. Il stimule et facilite les sécrétions biliaire et intestinale. Source abondante de la soude, qui règne en souveraine dans notre chimie biologique, le sel entretient, par cela même, toutes les sécrétions, désagrège le chyme, augmente le pouvoir dissolvant de la fibrine et de l'albumine et favorise ainsi l'absorption et l'assimilation, sans lesquelles toute nutrition ne serait qu'un leurre. Car ce n'est point ce qu'on mange qui nourrit, c'est ce qu'on assimile...

Le sel fournit à la bile la quantité de soude

nécessaire à l'émulsion des graisses. Vous pouvez remarquer, à cet égard, que les personnes qui salent beaucoup leurs aliments échappent toujours à l'obésité. J'ai donné, dans mes livres, la physiologie et le traitement de l'embonpoint excessif; je n'y reviendrai pas aujourd'hui, désireux d'insister sur les autres propriétés du sel de cuisine.

Nous avons vu que le sel est antiseptique : aussi, est-il un excellent vermifuge. On débarrasse les enfants de leurs ascarides et de leurs oxyures, par de simples lavements d'eau bouillie salée. Le sel est un excitant nutritif et un tonique efficace pour les anémiques, les lymphatiques et les tuberculeux. On prolonge la vie des phtisiques en les gavant, pour ainsi dire, de lait salé. Les sujets rachitiques, les rhumatisants, atteints d'engorgements indolents des articulations, guérissent par le sel *intus et extra*. Les propriétés aphrodisiaques du chlorure de sodium ne sont pas moins certaines. Tout le monde connait, au moins de réputation, la cuisine dite de *couvent* : Champollion a prouvé, par l'étude des hiéroglyphes, que le sel était déjà exclu du régime des prêtres égyptiens, dont l'austérité de mœurs était remarquable. J'ignore pourquoi le baptême chrétien fait du chlorure de sodium le signe emblématique de la sagesse (*sal sapientiæ*) et je soumets l'énigme aux érudits rédacteurs de l'*Intermédiaire des chercheurs et des curieux*..

Le sel lustre et vivifie les productions pileuses de l'organisme. Le peuple breton, qui consomme beaucoup de sel, est le peuple le plus chevelu de la terre : *homo pilosus fortis et salax*.

A hautes doses, le sel devient purgatif et vomitif; il cause le pyrosis, une soif ardente, une vive irritation de l'estomac et de l'intestin, qui se traduit par des douleurs viscérales et de la diarrhée. L'usage continu des aliments salés passe pour engendrer le scorbut; mais il est juste d'observer que cette maladie, aujourd'hui presque éteinte, était due beaucoup moins au sel contenu dans les viandes qu'à la privation d'aliments frais et surtout de végétaux frais, pénétrés de sucs aqueux et vivants, et riches aussi en sels de potasse. Car l'absence prolongée de ces derniers sels dans l'économie ne tarde pas à étioler le sang et les muscles, (quoiqu'ils soient, à la vérité, moins indispensables que le chlorure de sodium, dont nous ne devons guère consommer moins de vingt grammes dans les vingt-quatre heures).

Pout fêter dignement le centenaire de la suppression des gabelles, nos modernes démocrates devraient bien faire disparaître toute trace d'impôt sur le sel : cet impôt est presque aussi immoral que celui des portes et fenêtres, puisque le sel est aussi utile à la santé organique que l'air et la lumière. Il est vrai que la Déclaration des droits de l'homme n'a pas eu cure de ces futilités : c'est pourquoi l'impôt sur le sel persistera, ainsi que celui des portes et fenêtres, longtemps, avant que notre République athénienne ait songé à leur substituer la taxe sur les pianos, instruments de sac et de cordes qui sont loin d'être indispensables à la vie et à la santé des populations !... N'allez pas me dire que le sel coûte assez bon marché pour n'avoir point besoin d'être allégé de toute taxe : je vous répondrai que, dans les pays, comme la Suisse, où les droits sur le sel n'existent point, la consommation de cette substance est double. Or, le sel est non seulement le roi des condiments physiologiques ; c'est, par excellence, le type du médicament-aliment universel. Ce qui le prouve, c'est que personne ne s'en prive ni ne saurait s'en priver sans péril.

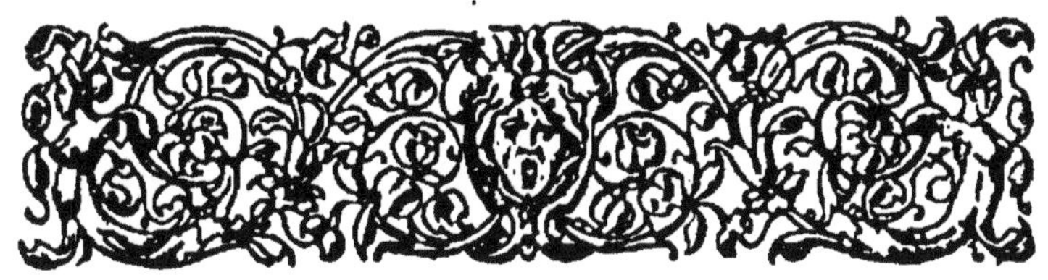

CHAPITRE X

LA MÉDICATION PAR LE PHOSPHORE

Le phosphore, extrait d'abord des urines par Brandt, en 1669, et cent ans après, des os calcinés, par Gahn, le phosphore est investi d'un rôle biologique des plus importants. Non seulement il constitue la partie solide de notre charpente osseuse, non seulement il forme la gangue de notre tissu nerveux, mais encore il servirait de trame et de support à toutes les cellules de notre économie. Il serait, selon Bordier et Heckel, la véritable cheville ouvrière de la vie, la substance *vectrice* qui confère aux molécules alimentaires inertes le rang de molécules vivantes ou organisées. Sans phosphore, point de squelette, point de pensée, point de cellules, point de vie !

Malgré cette immense importance physiologique, le rôle de la médication phosphorée est quelque peu effacé ; car l'économie trouve, dans sa nourriture journalière, et particulièrement dans certains aliments (poissons, huile de morue, œufs, cervelles, pain de son, fèves, céréales), la quantité d'éléments phosphatés dont il a besoin pour son entretien continuel. C'est ce qui diminue (comme je l'ai fait sentir pour le sel marin) la valeur absolue du phosphore et des phosphates, en tant que médicaments.

A doses très faibles, le phosphore jaune ou ordinaire, le seul toxique, le seul actif (*médicament* et *poison* ne sont-ils pas synonymes ?) à doses très faibles, dis-je (2 ou 3 milligrammes dans les vingt-quatre heures) le phosphore stimule la nutrition générale, accroit sensiblement l'influx nerveux et possède enfin une action aphrodisiaque des plus fidèles et des plus nettes. Le phosphore est également utile contre certains états paralytiques, bien que, pour cet emploi, on lui préfère, à bon droit, le phosphure de zinc, mieux toléré et d'un maniement moins dangereux.

Il faut bien savoir qu'à partir d'un centigramme, le *phosphore* est toxique. Il est même très irritant à moindre dose : c'est pourquoi on l'administre toujours dissous dans l'huile. A l'exemple de plusieurs médecins allemands, je conseille, volontiers, dans le rachitisme, la leucémie, la phtisie pulmonaire, etc., l'emploi de l'huile de foie de morue phosphorée, au dix-millième. Toutefois, sous peine d'accumulation possible et de lésions secondaires du tube digestif, j'estime qu'il ne faut point continuer, au delà d'un mois ou six semaines, la médication phosphorée, quitte à la reprendre, après quelques semaines de repos, si elle nous a donné des promesses curatives sérieuses.

Dans les névralgies faciales dont l'origine semble nettement encéphalique, c'est le *phosphure de zinc* qui m'a fourni toujours les résultats les plus durables et les plus évidents.

L'*acide phosphorique*, dilué, sert à confectionner une limonade excellente contre la soif des diabétiques et des fébricitants, et a, de plus, l'avantage d'exciter le foie torpide et de fortifier le système nerveux languissant.

Le *phosphate de fer* est un agent anti-anémique ordinairement bien toléré. Le phosphate de *soude* est un admirable purgatif salin, d'une saveur peu désagréable et n'ayant sur l'organisme aucun pouvoir débilitant : j'ai recours à cet excellent médicament toutes les fois que j'ai besoin d'opérer une bonne saignée séreuse, dérivative, sans causer à la force nerveuse un trop grand dommage. Je m'étonne qu'à notre époque de nervosisme et d'anémie, le phosphate de soude n'ait point encore détrôné (tout au moins pour la médecine des enfants et des femmes) les sulfates de soude et de magnésie, si peu agréables au goût.

Le *phosphate d'ammoniaque* est un antidote chimique, fort rationnel, de la goutte et de la gravelle urique : il transforme les urates insolubles en urate soluble d'ammoniaque, aisément éliminé. Le *phosphate de potasse* semble un excellent tonique du cœur et du système nerveux, en même temps qu'un reconstituant et un dépurateur. Avec 10 grammes de phosphate de soude, 5 grammes de phosphate de potasse, 8 grammes d'extrait de feuilles de noyer et 500 grammes de vieux Banyuls, on obtient un vin régénérateur du système nerveux épuisé, que l'on peut prendre à la dose d'un verre à madère après chaque repas.

Les *hypophosphites* alcalins rendent aussi de bons services comme toniques : ils suractivent le mouvement nutritif et triomphent de la débilitation nerveuse : je conseille, au début de la phtisie pulmonaire, de prendre, matin et soir, 40 centigrammes d'hypophosphite de chaux, dans du sirop de quinquina.

Le *phosphate tribasique de chaux*, qui s'obtient par la calcination des os, représente une poudre insoluble et inerte, qui arrête, mécaniquement, la diarrhée, en solidifiant les matières excrémentitielles. Pour rendre absorbable dans l'économie le phosphate tribasique, on emploie l'acide lactique ou l'acide chlorhydrique, qui forment, avec l'eau distillée, des solutions de lacto-phosphate ou de chlorhydro-phosphate, très usitées dans la médecine journalière et, depuis bien des années, inscrites au Codex officiel des médicaments.

Le phosphate de chaux ainsi solubilisé, possède une acidité souvent favorable à la digestion ; assimilé dans le torrent circulatoire, il va remédiant aux dangers trop certains de l'*inanition minérale*. Il éloigne de l'enfance le rachitisme, les accidents de dentition, les convulsions et tous les troubles nutritifs (hélas ! si nombreux), qu'il faut rattacher à l'évolution et à la croissance. Il combat aussi l'épuisement nerveux qui succède aux fièvres graves, ainsi que les états consomptifs de la convalescence. Il vivifie le sang et le système cérébro-spinal, chez les sujets fatigués par un régime défectueux, un travail excessif, les chagrins et les soucis, les excès du cerveau et du cervelet : il refait, en quelque sorte, l'harmonie constituante de la cellule nerveuse, dont nous savons que le phosphore est le véritable cordial.

L'affaiblissement général, qui précède et accompagne la phtisie pulmonaire, indique impérieusement l'administration du phosphate de chaux. Ce tonique n'a point les inconvénients congestifs des préparations ferrugineuses, qui ont causé bien des crachements de sang et précipité ainsi l'évolution fatale de mainte tuberculose. Ami de l'estomac, il calme la toux, diminue les expectorations, supprime les sueurs nocturnes et rend vraisemblable la curabilité de la phtisie, dans ses premières périodes, à la faveur d'une cicatrisation crétacée des tubercules (cicatrisation clairement démontrée par les autopsies de nombreux vieillards morts d'affections tout autres que la phtisie). Si le chien est si particulièrement réfractaire à la tuberculose, cela tient probablement à ce qu'il sécrète un suc gastrique assez puissant pour digérer et rendre assimilable le phosphate de chaux des os qu'il ingère. Privé d'os à manger, cet animal est souvent la proie, du reste, d'affections pulmonaires analogues à la phtisie.

Le phosphate de chaux est aussi conseillé dans tous les cas de *phosphaturie*, c'est-à-dire d'anormale élimination de phosphates : ce qui a lieu, on le sait, dans bon nombre de maladies graves. Pour fournir à l'enfant le ciment vital et la charpente osseuse, en évitant à la mère les troubles nutritifs et la carie dentaire, je conseille à toute femme enceinte l'usage de cet aliment minéral indispensable[1]. Chossat a

[1] Voir mon *Hygiène de la Beauté*.

prouvé, d'ailleurs, que l'inanition phosphatique rend les os mous et que les fractures se consolident difficilement pendant la grossesse. J'ai vu aussi le regretté Gosselin administrer volontiers les préparations phosphatées pour hâter la consolidation du cal dans les fractures et déterminer ainsi, dans un court laps de temps, de solides cicatrisations du système osseux.

« Autrefois, dit M. Carles, quand on voulait soumettre un malade à la médication phosphatée, on était arrivé, empiriquement, à lui donner de la gelée de corne de cerf. Ce médicament, démodé à cause de l'incertitude de sa composition et bizarre en apparence, était cependant très rationnel, car il renfermait, associé à une matière animale soluble, toujours bien tolérée par l'estomac, la pléiade phosphatée chimique qui nous tient tant à cœur et dont un jus de citron assurait la solubilité maxima. » D'autres médecins recommandaient à leurs malades, et l'usage s'en est conservé encore dans nos ménages, de forcer dans leur pot-au-feu la dose d'os de veau, qui est encore une réserve de phosphates naturels assimilable, fidèle aux transformations de l'osséine, et d'autant plus féconde que ces os sont plus divisés.

J'ajouterai que l'*huile animale de Dippel*, produit de la distillation des cornes de cerf est, pour moi, l'un des meilleurs agents phosphorés de la médication aphrodisiaque. Je l'ai, cent fois, expérimenté sous ce rapport. Vous savez, lecteurs, que si les anciens prescrivaient le bois de cerf contre l'impuissance, ce n'était pas à cause de sa richesse en phosphates, dont ils ignoraient la présence et les propriétés : c'était uniquement la doctrine des *signatures*[1] qui se trouvait ici en jeu. L'animal fait preuve, en effet, (du moins au moment du rut) d'une ardeur génitale qui est passée en un proverbe populaire.

[1] Voir, au chapitre LXIV : *Les Médications baroques*. Consulter aussi notre *Hygiène des sexes*, et la préface des *Maladies épidémiques* (La médecine du passé), par le Dr Monin.

CHAPITRE XI

LA MÉDICATION PAR LE FER

C'est l'un des éléments minéraux les plus essentiels à l'économie humaine, qui en contient, normalement, un peu plus de 3 grammes. Chacun sait que le baron Thénard aimait à montrer une bague dont le chaton était en fer, extrait, paraît-il, de plusieurs saignées. (Ces saignées avaient été pratiquées, sur une clientèle d'élite, par le docteur Récamier), à une époque où l'on n'était guère avare du sang, trésor de la vie, âme de la chair !)

Le fer est le médicament-aliment le plus tonique, aussi bien pour les végétaux que pour les animaux : il guérit la chlorose des plantes comme l'anémie humaine. Plus le corps humain est riche en fer, plus nos oxydations sont parfaites, plus notre existence fonctionnelle est intense. Ce métal renouvelle et régénère, en effet, la partie rouge du sang, en multipliant ses globules, ou plutôt en enrichissant leur matière colorante. Le fer donne ainsi au globule rouge du sang un plus grand pouvoir fixateur pour l'oxygène et confère, par cela même, à l'économie une activité nutritive plus intense, puisque c'est du conflit entre l'oxygène et les globules que résultent la santé et l'existence elle-même... Voilà pourquoi le fer est l'excitant vital héroïque, le prototype de la médication tonique et reconstituante. *In ferro est aliquid divinum*, s'écriait Boerhaave.

« Les services que le fer rend à la société, remarque, un peu prud'hommesquement, Fourcroy, doivent lui concilier, plus qu'à tous les autres métaux, l'estime des gens habitués à exercer leur esprit. »

Où l'économie puise-t-elle le fer indispensable à son usure quotidienne ? Dans la plupart des aliments, notamment dans les albuminoïdes et dans la chair des animaux. Certaines sources minérales le renferment à l'état de bicarbonate de fer, solubilisé grâce à l'acide carbonique qui lui sert d'excipient et (comme on l'a dit) de *passeport*. Après avoir été fixé au sang, comment le fer s'élimine-t-il de l'organisme ? Il est rejeté par la plupart de nos excrétions : la bile, le suc gastrique, la sueur et le sperme sont, toutefois, celles qui en renferment le plus.

Lorsque la teneur du sang en fer s'appauvrit, on dit qu'il y a *anémie*. Les causes et les degrés de l'anémie ne peuvent être énumérés dans ce livre. Je dirai seulement que lorsqu'il y a anémie, l'emploi des préparations ferrugigineuses artificielles se trouve généralement indiqué. Lors même que l'anémie n'est que le symptôme d'une autre maladie préexistante, le fer rend encore d'inappréciables services : c'est ainsi que le lymphatisme, l'impaludisme, l'albuminurie, le diabète ancien, le ralentissement nutritif sous toutes ses formes, les troubles menstruels, etc., se soignent et se guérissent difficilement sans le secours des préparations ferrugineuses.

Chez les phtisiques *torpides*, c'est-à-dire dénués de toute prédisposition congestive ou hémorragique, le fer se trouve également indiqué. On le préconise, enfin, dans les névroses (le sang étant, suivant Hippocrate, le meilleur des antispasmodiques) ; dans les convalescences, les empoisonnements du sang, les hydropisies anciennes, les troubles de l'âge critique, la leucorrhée, les catarrhes chroniques des muqueuses, l'aménorrhée (on sait que, chez la femme, la chloro-anémie est, presque fatalement, liée à des troubles génitaux internes).

Le fer présente au palais une saveur *styptique* (goût d'encre) ; ingéré dans l'estomac, il produit, assez souvent, des renvois acides ou sulfureux et des troubles gastralgiques allant parfois jusqu'aux vertiges et à la paralysie de la digestion; dans ces cas, il faut suppléer artificiellement à l'insuffisance du suc gastrique. Le fer entraîne parfois aussi de petites poussées hémorroïdaires, rarement de la diarrhée ; le plus souvent, au contraire, des selles dures, noircies par le sulfure de fer (c'est à la présence du sulfure de fer que sont dues également la langue et les dents noires).

Voilà pour les effets primitifs. Les effets secondaires, à longue portée, de la médication *martiale* (ainsi nommée parce que l'alchimie plaçait le fer sous l'invocation de Mars) indiquent le succès de la lutte engagée par le spécifique contre l'anémie. L'appétit devient régulier, le teint s'éclaircit, vermeil ; l'organisme entier se relève, par le fonctionnement harmonique de toutes ses parties ; les palpitations et l'insomnie disparaissent ; le système nerveux cesse d'être épuisé par l'appauvrissement du sang; le sujet éprouve une plus grande aptitude au travail et au mouvement ; la gaieté remplace le *spleen ;* l'apathie fait place à l'entrain, à la joie de vivre, au courage. La misère physiologique est vaincue.

A cause de la puissance même de la médication martiale, il faut craindre, chez les prédisposés, des congestions ou hémorragies possibles et ne point prolonger indéfiniment le traitement ferrugineux. On évitera la forme pilulaire, qui donne peu de sécurité pour l'absorption : le fer doit toujours être prescrit en poudre ou en liquide. Les hautes doses, lorsqu'elles ne sont pas nuisibles, sont toujours au moins inutiles : 2 à 5 centigr. par jour suffisent amplement, dans les trois quarts des cas.

On employait, naguère, volontiers, le fer en nature, sous forme de limaille porphyrisée ou de fer réduit par l'hydrogène : préparations, en vérité, assez attaquables par le suc gastrique. Toutefois, les sels solubles, non acides, sont plus actifs, mieux tolérés, plus aisément absorbables. Parmi les préparations les plus normales, citons surtout : l'oxalate, le tartrate, le citrate, le lactate, le malate, le protochlorure. L'iodure de fer est indiqué dans la scrofule et le lymphatisme ; le bromure de fer chez les névropathes ; l'arséniate chez les eczémateux ; le phosphate de fer convient aux rachitiques, aux diabétiques anciens, aux sujets épuisés du système nerveux (*neurasthéniques* de l'heure actuelle). C'est également au phosphate de fer que l'on doit accorder la préférence dans la phtisie torpide. Le valérianate de fer nous a donné quelques succès dans certains cas d'hystérie avec débilité globulaire.

Lorsqu'il y a fièvre, tendances congestives, lésions du cœur ou du foie, irritabilité extrême du tube digestif, on ne saurait guère recourir qu'aux eaux minérales ferrugineuses. Sous cette forme, élaborée par la chimie de la nature, l'assimilation est plus certaine; la muqueuse gastro-intestinale est respectée : le travail digestif, plutôt excité qu'entravé : mélangé aux aliments, le fer subit l'action dissolvante de l'acide chlorhydrique, il est en quelque sorte, *animalisé* (Claude Bernard), c'est-à-dire présenté sous la forme la plus favorable à son assimilation intégrale et rapide.

A l'extérieur, la plupart des sels de fer possèdent une action astringente marquée. La préparation pour l'usage externe la plus usitée est, assurément, le perchlorure, dont on fait, contre les hémorragies, de si étranges abus. Jamais il ne faut l'employer autrement que dilué dans quatre ou cinq fois son volume d'eau, si l'on désire ne pas nuire au blessé que l'on cherche à soigner. Le sulfate de fer m'a rendu aussi certains services pour le traitement de la peau (particulièrement en bains, contre l'atonie et la mollesse des chairs chez la femme).

Je ne finirai point ce chapitre sans dire un mot du *manganèse*, qui est le meilleur succédané du fer. Très assimilables et dépourvues de tout inconvénient, les préparations de manganèse (bioxyde, lactate et surtout permanganate potassique) mériteraient d'être plus couramment employées dans la pratique de la médecine. J'ai vu, par leur secours, guérir, en quelques semaines, certaines formes d'anémies solidement réfractaires aux préparations martiales et autres les plus vantées. Le *permanganate* de potasse m'a fourni, enfin, de nombreux succès dans le traitement rationnel du diabète sucré[1].

[1] Voir mon livre : *Hygiène et traitement du diabète*.

CHAPITRE XII

LE QUINQUINA ET LA QUININE

C'EST en 1639 que la comtesse Chincon guérie par la précieuse écorce péruvienne d'une fièvre des plus graves, servit de marraine au quinquina (*cinchona officinalis*, Linnée). Mais on peut dire que, jusqu'à la fin du dix-huitième siècle (époque à laquelle La Condamine alla à Quito pour la mensuration du méridien), nous ne possédions guère que des notions botaniques et médicales très empiriques sur la rubiacée dont Pelletier et Caventou devaient, en 1820, extraire la quinine, l'un des plus beaux joyaux de la couronne thérapeutique contemporaine. Grâce aux cultures actuelles des Indes et, surtout au *moussage* des écorces, on obtient, d'ailleurs, aujourd'hui, des quinquinas incomparablement plus riches que jadis en principes actifs : toutefois, la variété jaune (ou *calisaya*) brille surtout par sa quinine, tandis que les quinquinas rouges (*succirubra*) et gris (*huanuco*) sont surtout abondants en tannin. Outre la quinine, qui est le principe le plus actif, le quinquina recèle, d'ailleurs, une vingtaine d'autres alcaloïdes, successivement découverts par la chimie et dont je tiens, lecteur, à vous faire grâce.

Le quinquina est un amer astringent, dont l'action tonique et stomachique s'étend à la plupart des états que dominent la débilité, l'anémie, le nervosisme, la perversion nutritive. Fébrifuge et antipériodique, il augmente la richesse du sang et la résistance des nerfs, fortifie l'estomac, neutralise les produits inflammatoires ou infectieux, décongestionne les viscères, lutte énergiquement contre l'épuisement causé par les maladies et par les excès. L'*extrait mou* de quinquina est l'une des meilleures formes pharmaceutiques à employer : toutefois, pour qu'il se montre véritablement *eupeptique*, ami de l'estomac, il faut toujours l'administrer au milieu ou immédiatement à l'issue des repas. Combien de dyspepsies, attribuées à tort à l'anémie et à la faiblesse, dérivent tout simplement de préparations quiniques, et surtout du vin de quinquina, administrés comme apéritifs. dans l'état de vacuité de l'estomac ! Il n'est guère de pratique plus offensive pour cet organe.

La *quinine* étant un corps très peu soluble, on emploie ordinairement ses sels (le sulfate, le chlorhydrate et le bromhydrate de préférence). L'action primordiale de la quinine est d'abaisser la température fébrile, de diminuer les oxydations organiques, de retarder la dénutrition. De là, son emploi habituel dans les fièvres, et notamment dans les fièvres palustres ou intermittentes, surnommées pour cette raison, *maladies à quinquina*. Les doctrines médicales régnantes tendent à rattacher, naturellement, à une action antiseptique l'influence fébrifuge de la quinine : mais, outre que l'origine microbienne ou fermentative des fièvres est loin d'être encore démontrée, on ne saurait méconnaître que la quinine possède, sur les fibres musculaires viscérales, sur l'innervation du cœur et sur tout le système du grand sympathique, un pouvoir modificateur physiologique évident. Comment l'antisepsie expliquerait-elle, du reste, les succès héroïques remportés par la quinine dans un certain nombre de névroses et dans la plupart des névralgies ?

A côté de la quinine, on peut dire quelques mots de la *cinchonine* et de la *cinchonidine*, qui sont les deux alcaloïdes les plus actifs, parmi la quantité des autres principes extractifs que renferme cette étrange « thériaque naturelle » que l'on nomme l'écorce de quinquina. Fébrifuge moins efficace que la quinine, la cinchonine est aussi bien plus mal tolérée. On l'a surtout utilisée pour vaincre l'atonie intestinale et diminuer le volume de la rate hypertrophiée à la suite des fièvres graves. Quant à la cinchonidine (qui fut longtemps appelée *quinidine*) c'est un agent fébrifuge des plus infidèles, doué, du reste, à haute dose, d'un pouvoir toxique convulsivant. A ce propos, rappelons qu'il est dangereux de donner de la quinine (même à dose faible) à une femme enceinte, à cause de l'action excitatrice des fibres utérines, que possède cet alcaloïde, *abortif* au premier chef. C'est pour cette raison que j'ai toujours renoncé à m'en servir contre les vomissements de la grossesse, malgré l'opinion de gynécologistes autorisés en faveur de cette médication.

En somme, le domaine curatif incontesté du quinquina et de la quinine, c'est la fièvre palustre ou intermittente, l'intoxication tellurique. Pour s'édifier à cet égard, nos lecteurs peuvent méditer le chapitre consacré à Maillot et à l'histoire de la colonisation algérienne, sous ce titre : « Importance sociale d'un médicament », dans notre dernier volume *La lutte pour la santé.* Dans le traitement du paludisme, on a maintenant adopté, à peu près universellement, la méthode de Bretonneau (de Tours) : Après l'accès, on administre, aussitôt, une dose massive de quinine (2 gr. par exemple) ; puis, la même dose, de deux en deux jours, en espaçant, de plus en plus, la médication, durant un mois ou six semaines et plus, suivant que le malade habite, ou non, un pays à fièvres.

Contre les manifestations larvées du paludisme (névralgies, hydropisies, hémorragies) ; contre le *collapsus* infectieux des fièvres typhoïde et puerpérale, rien ne vaut de petites doses, fréquemment répétées (10 centigr. toutes les heures) d'un sel de quinine : j'ai pu, fréquemment, dans ma pratique, juguler ainsi les phénomènes morbides les plus sérieux, abaisser la température fébrile, qui cause de si cruels émois pronostiques, et me rendre maître de ce grave symptôme, l'*adynamie*, qui est comme la force d'inertie des maladies graves ! Je sais que Miquel a prouvé qu'il suffit d'un gramme de quinine, dissous dans 800 grammes d'eau, pour empêcher la pullulation du bacille typhique, et moins encore pour empêcher celle du fameux bacille-virgule du choléra. Mais ce qui est certain, plus certain que ces belles expériences de laboratoire, c'est que la quinine n'agit guère, si elle n'est précédée d'un purgatif salin ou d'un vomitif (quelquefois des deux) pour faciliter sa tolérance et ouvrir largement les voies chylifères aux labeurs de l'absorption.

Il va sans dire que les bonnes préparations de quinquina participent aux propriétés spécifiques de la quinine : elles représentent une sorte de quinine *diluée*, ou plutôt entourée de correctifs et de synergiques multiples, dont les propriétés sont peut-être plus étendues, mais assurément bien moins héroïques, perdant, en quelque sorte, en profondeur, ce qu'elles gagnent en surface.

On voit, par ce qui précède, quelle était l'erreur de Gui Patin, lorsque, prédisant la chute prochaine du quinquina (comme la Sévigné avait prédit celles de Racine et du café), il lui rendait, en cinq mots, ces honneurs funèbres (Epitaphe du quinquina, 1662) : « *Jacet ignotus sine nomine pulvis!* » Médecins, mes frères, toujours il est et sera imprudent de vaticiner sur l'avenir du droguier ! L'histoire des doctrines médicales est celle du serpent qui se mord la queue : c'est un voyage circulaire. Quant au quinquina, il régnera aussi longtemps que l'*oppressio virium* dominera la pathologie. Il est et restera ce que l'a défini Spielmann : *le prince des stomachiques* (mais à condition de le donner après les repas).

Quant à la quinine, on a prétendu, dans ces derniers temps, la détrôner par l'*antipyrine;*

mais cette dernière substance ne possède aucune action contre les fièvres intermittentes et elle est formellement contre-indiquée dans les cas, nombreux, où le fébricitant présente de la tendance au collapsus. L'antipyrine est plutôt un succédané de la morphine que de la quinine : elle diminue, notoirement, l'irritabilité à la douleur dans la migraine, les névralgies superficielles, le rhumatisme musculaire. Son action sur la moelle l'a fait vanter, dans ces derniers temps, contre le diabète : j'y ai renoncé, pour ma part, après l'avoir vue provoquer, deux fois, des complications albuminuriques et de l'angoisse cardiaque. Enfin, l'un des plus sérieux inconvénients de l'antipyrine, c'est son action *constipante* sur le rein, cet indispensable organe des éliminations dans les fièvres...

Souvenons-nous, d'ailleurs, que la médication fébrifuge ne doit jamais être outrancière. Il faut savoir respecter cet effort de la nature et n'intervenir, dans la fièvre, que pour modérer l'hyperthermie : *in febribus therapeia ferè nulla.*

CHAPITRE XIII

LA MÉDICATION STRYCHNÉE

Les préparations strychnées sont le type de la médication amère, stimulante des muscles et tonique de la moelle épinière. Car, si le cerveau échappe à leur pouvoir, aucun muscle de l'économie, qu'il soit strié ou lisse, ne saurait leur échapper. A dose médicamenteuse, nous savons que la strychnine excite l'appétit et perfectionne les actes digestifs ; elle facilite les excrétions, réveille la mobilité paresseuse de l'estomac, — lorsque le plan musculaire de cet organe a perdu de sa tonicité, par exemple dans les dyspepsies flatulentes, dans les troubles gastriques de la vieillesse, l'épuisement nerveux, etc...

Après cette action, primitive et pour ainsi dire locale, la strychnine exerce, sur tout l'appareil nerveux, un pouvoir stimulant des plus remarquables. Certains esprits systématiques l'ont sacrée, pour cette raison, *incitant vital* par excellence : ils en ont fait leur grand cheval de bataille pour renforcer la contractilité organique, régler l'impulsion du cœur, combattre les défaillances fonctionnelles du système nerveux. A la dose de 5 milligrammes par jour, le sulfate (ou l'arséniate) de strychnine affine, assurément, les sens, élargit le champ visuel et la capacité auditive, exalte l'idéation, active la mentalité humaine, équilibre le physique et le moral, dans leurs échanges continus de procédés vitaux. Aussi, un médecin presque nonagénaire, attribuant à ces agents l'intégrité de son énergie physico-intellectuelle, n'a point craint d'en faire la base d'un système préventif de toutes les maladies et une manière de panacée longévitale.

Sans adopter ces exagérations, il serait injuste de méconnaitre l'action, excitante et galvanisatrice, en quelque sorte, des préparations strychnées, toutes les fois qu'il y a insuffisance fonctionnelle de la moelle épinière ou relâchement dans l'action des muscles. Les paraplégies, et surtout les paralysies partielles (paralysies faciale, vésicale, optique), l'impuissance ; la constipation due à l'engourdissement des fibres musculaires de l'intestin, les paralysies saturnines, l'asthme et l'emphysème, la dilatation du cœur (toutes maladies assez rebelles aux agents de l'arsenal médicamenteux) trouvent leur guérison ou leur amélioration, tout au moins, dans la médication strychnée. Contre les vomissements nerveux des convalescents et des hystériques ; contre les troubles digestifs des hypocondriaques, je donne, avec un succès constant, 20 gouttes, trois fois par jour, d'un mélange de teinture de noix vomique et de teinture de chanvre indien. Dans la fatigue nerveuse, avec mal de tête chronique, qui succède aux abus du labeur intellectuel, je donne, avant chaque repas, un milligramme de sulfate de strychnine et un milligramme de phosphure de zinc. Enfin, contre l'alcoolisme chronique et contre la morphinomanie, j'ai bien des fois prescrit, avec avantage, de prendre, toutes les deux heures, dix gouttes d'un mélange de 30 grammes d'élixir parégorique avec 10 grammes de teinture d'ignatia [1].

Depuis quelques années, les empoisonnements par la strychnine sont assez communs. Et pourtant, rien ne recommande cette substance à l'attention des empoisonneurs. La saveur de la strychnine est d'une amertume extrême ; elle se perçoit encore dans une solution au six cent millième ! Les symptômes toxiques sont

[1] Voir, Dr E. MONIN : *l'Alcoolisme*. (O. Doin, éditeur.)

caractéristiques et difficiles à méconnaître par le médecin le plus ignorant. Enfin, la localisation, presque exclusive, du poison dans le foie permet (par le procédé chimique de Draggendorff) de retrouver aisément le corps du délit et de l'exhiber aux juges. C'est à une cause célèbre, le procès Cook-Palmer (1855) que nous devons, d'ailleurs, la plus grande partie de nos connaissances actuelles sur la question qui nous occupe. En Angleterre, grâce à une préparation populaire contre les rats, le « Battles Vermin Killer », les empoisonnements par la strychnine sont, depuis longtemps, classiques dans les annales criminelles.

Découverte, en 1818, par Pelletier et Caventou, la strychnine est un poison *tétanisant*, qui porte sur la *moelle épinière* son action élective et spécifique, en exaltant, jusqu'à la mort, l'irritabilité réflexe de cet organe. Trois à cinq centigrammes suffisent pour empoisonner. La victime éprouve, d'abord, des vertiges, une raideur étrange des mâchoires et du cou; puis, dans les membres et le tronc, se manifestent des séries de secousses convulsives musculaires, rapides, assez analogues à celles que produirait l'électricité. A ces secousses, succède une rigidité tétanique de la tête et des membres. Bientôt, les muscles respiratoires, et le cœur lui-même, participant à cet état spasmodique, le sujet succombe à ses horribles souffrances, d'autant plus tristes que son intelligence est restée généralement nette. La mort par la strychnine ressemble beaucoup à la mort par le tétanos ou par la rage. Elle survient à la suite d'un certain nombre d'accès convulsifs, que réveillent la moindre excitation, le contact du malade, un souffle d'air, une lumière vive, une porte que l'on ferme, etc. Après la mort, on a noté, constamment, une rigidité cadavérique inusitée.

Le traitement de l'intoxication strychnique consiste à donner, d'abord, un vomitif ; puis, alternativement, une cuillerée à soupe de sirop de ratanhia et une cuillerée à soupe de sirop d'iodure de potassium, le tannin et l'iode étant les deux seuls contrepoisons chimiques avérés de la strychnine. Si l'on arrive trop tard, et que le tétanos soit déjà acquis, on ne saurait alors avoir confiance que dans le chloral à haute dose. Personnellement, j'ai pu sauver ainsi une malade qui avait absorbé plusieurs grammes de la préparation connue sous le nom de *gouttes amères de Baumé*, très riche en strychnine.

Cette préparation est une teinture de *fèves Saint-Ignace* (ainsi appelée parce que l'*ignatia amara* fut, comme la plupart des drogues exotiques, introduite en Europe par les jésuites).

La fève Saint-Ignace et la noix vomique (en poudre ou en teinture) sont couramment employées dans la médecine journalière : elles renferment comme principes actifs de la strychnine et de la brucine (cette dernière substance possède, mais à un degré d'activité trois fois moindre, les propriétés de la strychnine).

La fève Saint-Ignace est trois fois plus riche en strychnine que la *noix vomique:* d'où sa toxicité plus forte. La brucine peut, d'ailleurs, s'extraire, plus économiquement, des *fausses-angustures ;* comme elle s'accumule bien moins dans l'économie et qu'elle est notoirement moins dangereuse que la strychnine, nous pensons que la brucine devrait avoir toutes nos préférences, surtout dans les maladies d'estomac, où nous devons combattre des tendances atoniques et congestives, en nous gardant d'exalter, toutefois, l'élément spasmodique ou gastralgique.

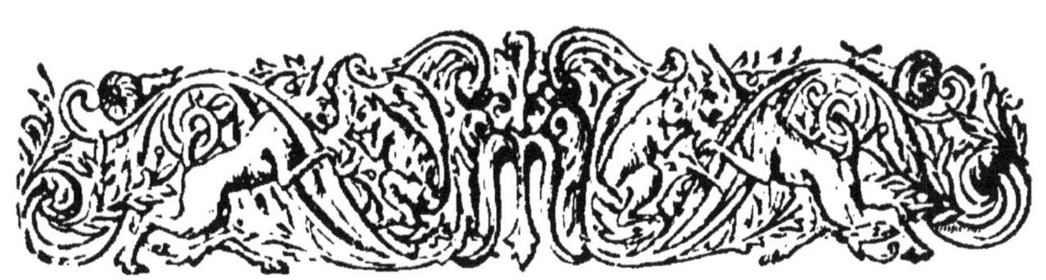

CHAPITRE XIV

LA MÉDICATION ARSÉNICALE

Très répandu dans la nature (surtout sous forme d'oxydes et de sulfures), l'arsenic a occasionné, fréquemment, aussi, des empoisonnements, criminels ou involontaires, à cause de la faible saveur dont est doué ce métalloïde. Cette toxicité a, longtemps, détourné de son emploi régulier les anciens praticiens. Mais, aujourd'hui, habilement manié, l'arsenic est considéré, à bon droit, comme l'un des types les plus précieux des modificateurs médicamenteux à longue portée, à activité énergique et fidèle.

Administrées aux doses médicinales, les préparations arsénicales stimulent l'estomac et remontent la nutrition, en accroissant le nombre et probablement en améliorant la qua-

6.

lité des globules rouges du sang ; elles augmentent l'amplitude respiratoire et excitent les fonctions de la peau ; elles diminuent les oxydations exagérées, débilitantes pour l'organisme, et assurent un fonctionnement plus régulier du système nerveux. L'action locale des composés arsenicaux non dilués est, d'ailleurs, essentiellement irritante et caustique. Sous le nom de *pâtes de Rousselot* et du *frère Cosme*, l'ancienne médecine faisait grand usage de l'arsenic, pour la destruction des tumeurs et du cancer : on a peut-être eu tort de laisser tomber [en désuétude ces caustiques « intelligents », qui peuvent rendre de grands services, notamment pour l'ablation des productions épidermiques (cancroïdes). On observe, en effet, l'affinité destructive de l'arsenic pour l'épiderme et pour ses sécrétions : le sulfure d'arsenic est l'un des meilleurs dépilatoires connus (*rusma*), parce qu'il ne se borne pas à détruire les poils, mais *prévient encore leur repousse ultérieure*, en détruisant les bulbes qui leur donnent naissance. L'acide arsénieux est journellement usité dans l'art dentaire (A. Combe) pour la destruction de la pulpe malade, qu'il va chercher et atteint seule.

L'action irritante de l'arsenic nous explique pourquoi, sous peine de douleurs gastralgiques et d'immédiate intolérance, on ne saurait l'administrer, intérieurement, qu'à faibles doses et très dilué.

A doses minimes, l'arsenic se montre mortel pour les organismes inférieurs. Il est très usité, pour cette raison, dans l'embaumement et la momification anatomique. Il n'est pas rare de voir des malades, soumis à la liqueur de Fowler ou à toute autre préparation arsenicale, expulser des vers intestinaux, au grand étonnement du médecin !

Les effets de la médication arsenicale sur l'économie humaine peuvent se résumer ainsi : Augmentation de l'appétence digestive, exaltation fonctionnelle générale, fraîcheur du teint et embonpoint, respiration facile, activité de la circulation, accroissement de la chaleur animale et des sécrétions. Le sujet se sent plus léger, plus apte à la marche et aux exercices physiques, plus excité au point de vue génital : sous ce dernier rapport, l'action de l'arsenic est, assurément, moins fidèle que celle du phosphore, mais elle rend parfois, cependant, des services dans la pratique courante.

L'élimination de l'arsenic par la peau appelle, parfois, sur cet organe, certaines éruptions ; mais je ne les ai guère constatées qu'à la suite de très hautes doses, longuement prolongées, de la médication. Ce que j'ai toujours vu se produire, en revanche, c'est l'excitation marquée du système nerveux, de la sphère d'idéation et même d'imagination ; l'augment notoire des *forces radicales* dont parlait Barthez. Je m'étonne que les auteurs n'insistent point davantage sur cette puissance *toni-nerveuse* de l'arsenic : pour ma part, je ne serais pas loin de lui rapporter tout ce que l'on sait de l'énergie curative dévolue à cette médication de premier ordre...

L'arsenic fait merveille dans les anémies, surtout lorsqu'elles dérivent d'une exagération des sucs lymphatiques. C'est un bon remède des névroses et des névralgies anciennes ; dans le traitement rationnel de la danse de Saint-Guy, il est assez difficile de se priver de son secours. L'arsenic est excellent aussi dans la forme chronique du rhumatisme, surtout lorsqu'on l'unit à l'iode. Dans le diabète, il modère puissamment la déperdition du sucre, en agissant, d'une part, sur le foie qui le produit, et, d'autre part, sur le système nerveux central, qui commande, en maître, les procès nutritifs.

L'action de l'arsenic sur la peau indique son emploi dans une foule d'affections, humides ou sèches, de cet organe : mais il faut bien savoir que ce sont surtout les formes chroniques qui bénéficient de cette médication. L'arsenic échoue habituellement dans les éruptions acnéiques et papuleuses : j'en fais le plus grand cas pour le traitement des syphilides rebelles, de l'herpès à répétition, des eczémas et du psoriasis, qui s'installent si cauteleusement dans l'organisme et ne veulent plus en déloger [1].

L'action utile de l'arsenic pour développer la fonction respiratoire en fait un remède précieux de l'asthme, du coryza spasmodique (*fièvre de foin*), des bronchites et laryngites anciennes, et surtout de la tuberculose, à tous les degrés. Cet emploi de l'arsenic est connu depuis Dioscoride et Galien. Pour relever la nutrition défaillante, enrayer la maigreur et la faiblesse, réfréner l'hectisme, modérer la toux et l'oppression, diminuer et modifier l'expectoration, rien ne vaut la médication arsenicale : aussi, occupe-t-elle une large place dans le traitement de la phtisie, en dehors même de toute hypothèse antibacillaire à la mode du jour.

L'arsenic est encore très efficace contre beaucoup d'états morbides : je me contenterai de signaler la leucémie et le lymphadénôme, affections dues au développement anormal du système lymphatique ; et les accidents de l'impaludisme, contre lesquels sa réputation curative

[1] Voir, Dr E. Monin : *Hygiène et traitement des maladies de la peau.*

est fort ancienne et indiscutable, bien qu'elle se produise plutôt dans les manifestations irrégulières et larvées des fièvres intermittentes : il faut laisser, ici, à la quinine ce qui lui appartient en toute légitimité, c'est-à-dire le pouvoir de neutraliser l'élément fébrile et de prévenir le retour périodique des accès.

Lorsqu'on prescrit l'arsenic, il faut progressivement augmenter les doses, puis les diminuer, de la dose *maxima* à la dose *minima* et enfin, interrompre quelque temps la médication, une semaine par mois, je suppose. Car le métalloïde a la réputation de s'accumuler dans l'économie : le foie paraît être son principal magasin. Aux doses de 3 à 10 centigr., l'acide arsénieux devient toxique : il enflamme le tube digestif et cause, finalement, la mort, par une paralysie du cœur et des poumons. Vous reconnaîtrez l'intolérance pour l'arsenic aux coliques, à la diarrhée, aux crampes d'estomac, aux yeux rouges : le malade a la gorge sèche, il accuse une soif vive et une lassitude générale étrange. Quant à l'empoisonnement proprement dit, nul n'ignore l'extrême analogie qu'il présente avec les symptômes du choléra.

Les préparations les moins irritantes sont celles à base d'arséniate de soude, comme la liqueur de Pearson. La liqueur de Boudin, les granules de Dioscoride (à base d'acide arsénieux) et la liqueur de Fowler, à base d'arsénite de potasse, causent des accidents, si l'on dépasse les doses moyennes. L'arséniate d'antimoine réussit bien dans l'asthme ; l'iodure d'arsenic est excellent dans la phtisie des arthritiques ; le bromure d'arsenic (liqueur de Clemens) est merveilleux dans certains diabètes nerveux. L'arsenic existe aussi dans bon nombre d'eaux minérales : mais bien peu le recèlent à dose vraiment médicinale. Trousseau faisait grand cas de cigarettes arsenicales dans les affections des voies aériennes. C'est, à la vérité, un mode de traitement fort peu actif : je n'en ai, pour ma part, jamais rien tiré.

Mêlé aux fourrages des bestiaux, l'arsenic ne tarde pas à leur donner de l'embonpoint, de l'allure, un poil brillant et lisse : que de fois les maquignons ont-ils recours à ce *truc*, pour corser la valeur marchande de leurs chevaux !

Il est un point un peu bien contradictoire dans l'histoire de l'arsenic. Certains *toxicophages* arrivent à en tolérer des doses énormes, jusqu'à 30 centigrammes par jour ! Le Tyrol, la Basse-Autriche, la Styrie surtout, comptent un grand nombre d'arsénicophiles, qui prennent ce poison, à jeûn de préférence, et s'abstiennent ensuite de boissons et de corps gras. Lorsque (il y a plus de soixante ans) on publia que les montagnards styriens achetaient à des colporteurs spéciaux d'énormes doses d'arsenic, dans un but de coquetterie (pour se donner un teint frais, un aspect florissant, un embonpoint de bon aloi), le monde médical cria à la fable. Le fait est exact, pourtant, sauf la question du but, qui est de se rendre (comme ils disent eux-mêmes) *plus volatils* et de pouvoir grimper, sans essoufflement, les cimes les plus inaccessibles. J'admets bien que quelques Styriens succombent, parfois, avant d'avoir atteint l'accoutumance au poison. Il n'en est pas moins vrai que le teint, la vigueur, l'embonpoint, la prolificité et la longévité s'observent, pertinemment, chez ces peuplades arsénicophages, pour lesquelles le poison devient un besoin vital si irrésistible, qu'ils en donnent à leurs vaches, à leurs porcs, à leurs oies ! Peut-être même qu'en analysant les excellents pâtés de foie gras qui nous viennent de Gratz, la chimie y trouverait de l'arsenic : où n'en trouverait-elle pas ? affirmait déjà Raspail.

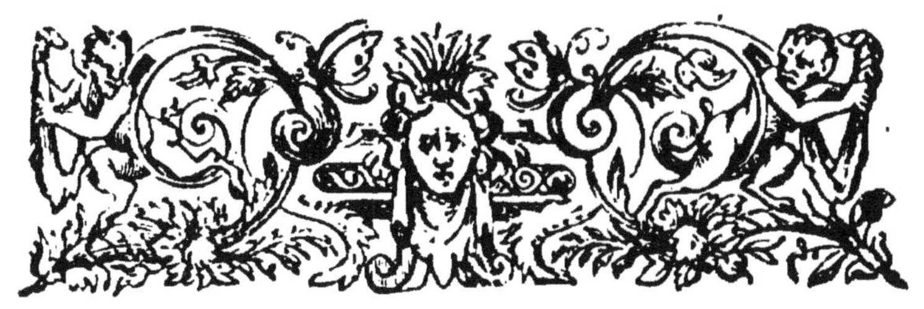

CHAPITRE XV

LES MÉDICATIONS PAR L'OR ET L'ARGENT

Le roi ou le soleil des métaux n'est point très employé comme médicament : c'est peut-être un grave tort, car il donne, lorsqu'il est convenablement manié, d'excellents résultats, surtout comme reconstituant des forces épuisées et régénérateur de la cellule nerveuse. Les anciens médecins arabes employaient les feuilles d'or pour préserver des cicatrices de la variole le visage de leurs riches clientes : c'est à cause de cette pratique que l'on trouve, parfois, dans les momies, la figure dorée par places. Au dire de notre illustre Larrey, qui, au cours de la campagne d'Egypte, put étudier cette méthode d'hygiène esthétique, on ne saurait en contester l'efficacité, si elle est appliquée dés le début de la période éruptive. Dans nos pays,

7

les feuilles d'or ne servent maintenant qu'aux dentistes pour leurs obturations : les pharmaciens ne dorent plus guère les pilules ; il les *argentent* seulement (*animal lucrans mirabiliter*, disait Gui Patin).

L'alchimie pensa qu'un métal aussi pur, aussi incorruptible que l'or, devait purifier l'économie humaine de toute corruption : aussi le *grand œuvre* des alchimistes consista non seulement dans la recherche de la pierre philosophale ou de la fabrication du précieux métal, mais encore à tâcher de rendre l'or *potable*, afin de prolonger la vie par le moyen de cette panacée, et de détruire dans l'humanité tous les ferments morbides ! La découverte de l'eau *régale* (mélange d'acide chlorhydrique et d'acide nitrique), ainsi appelée parce qu'elle dissout le *roi* des métaux, permit les premiers essais des préparations auriques en administration interne. Pic de la Mirandole attribue à l'or dissous des propriétés curatives extraordinaires : on voit aussi, dans Brantôme, que ce métal s'employait au seizième siècle pour relever certaines fonctions qui jouent un rôle capital dans la *Vie des dames galantes*. La plupart des préparations auriques étaient, d'ailleurs, recettes et secrets de famille.

Ce n'est guère qu'au dix-huitième siècle que l'on voit *se vendre* les gouttes du général

Lamotte [1], l'or potable de Mademoiselle Grimaldi, la teinture d'or d'Helvétius, etc., spécialités préconisées par les illuministes comme réparateurs héroïques des centres nerveux, épanouissants de la vitalité, etc. L'*Elixir de Cagliostro* (fort célèbre il y a une centaine d'années et plus usité peut-être, à cette époque, que ne le sont aujourd'hui les injections Brown-Séquard) était une mixture d'*or*, « perfection vitale des minéraux », de *phosphore*, « quintessence organique des bêtes », et d'*huiles essentielles* volatiles, « véritables âmes de la vie végétale ». On voit que, dans ces temps héroïques de la spécialité pharmaceutique, on n'était point déjà si nul... pour rédiger des réclames suggestives !

On conçoit aussi dans quel discrédit les faiseurs de panacées charlatanesques avaient fait tomber les préparations aurifères, dont la science se désintéressait pleinement, lorsque, vers 1811, Chrestien (de Montpellier) entreprit

[1] Il me semble prouvé que ces fameuses *gouttes d'or* n'étaient autre chose qu'une solution de perchlorure de fer dans l'éther dont Lamotte avait volé la formule à Bestucheff. Quoi qu'il en soit, le général vendait son spécifique un louis le flacon d'une demi-once. La vogue de cette spécialité fut si grande, que Louis XV fit, en 1751, don au pape, en grande cérémonie, de 200 flacons, et qu'il nomma, peu de temps après, Lamotte major-général, avec une pension de 4.000 livres ! Pourquoi faut-il, hélas ! que Brown-Séquard n'ait point vécu sous Louis XV ?

de réhabiliter, au moyen d'une rigoureuse observation scientifique, la médication par l'or. Des patients et volumineux travaux de Chrestien, il résulte que les sels d'or, en général, à petites doses, excitent la nutrition, accroissent l'énergie cardiaque, stimulent la poussée sanguine, augmentent l'amplitude respiratoire et exaltent le fonctionnement normal du système nerveux. Cette dernière action, ordinairement assez précoce, se manifeste par des effets céphaliques de bien-être optimiste (et même hilarant), parfaitemement décrits par Lallemand et Legrand, élèves et continuateurs des études de Chrestien. Le père de l'homœopathie, Hahnemann, en prit texte, même, pour conseiller la poudre d'or contre la lypémanie et la dépression mélancolique. J'ai, personnellement, essayé, comme exhilarantes, sur des névropathes attristés, diverses préparations aurifères, et je n'en ai rien obtenu : d'où je conclus que si l'or est, parfois, capable de faire le bonheur, c'est plutôt sous la forme monnayée que sous les espèces pharmaceutiques...

Je ne prétends pas pour cela (loin de là !) conclure à l'inefficacité des préparations d'or. L'une des plus usitées, le chlorure d'or et de sodium, administrée à petites doses, excite l'appétit et pousse à la salivation, comme le mercure. A haute dose, le chlorure produit la paralysie du système nerveux, les convulsions et la mort dans l'asphyxie et le coma. Chrestien conseillait le chlorure d'or principalement contre la syphilis : il le donnait, en frictions sur la langue, à la dose de 5 centigrammes mélangée de 10 centigrammes de poudre inerte. Contre certains accidents syphilitiques, réfractaires au traitement spécifique habituel, j'ai employé, plusieurs fois, avec succès, l'amalgame d'or : on sait aujourd'hui que le fameux élixir de Mathusalem, composé par Paracelse, n'était autre chose qu'un mélange d'or et de sublimé corrosif. Dans la scrofule et le cancer, le chlorure d'or est bien moins actif que ne le sont l'iode et l'arsenic. Dans la phtisie et dans certaines formes de dyspepsie avec diminution de l'acidité gastrique, j'ordonne, à l'issue des repas, dans un grand verre d'eau, deux gouttes d'un mélange fait avec 5 grammes d'eau régale et 10 centigrammes de chlorure d'or. On a aussi employé le chlorure d'or dans les névralgies ovariennes et dans les anciennes affections de la moelle épinière : c'est, comme le dit Cazenave, un de ces moyens auxquels on peut toujours s'adresser, lorsqu'on ne sait plus à quel saint thérapeutique se vouer !

Parmi les autres préparations aurifères employées en pharmacie, citons : l'arséniate d'or, prescrit par Figuier (de Montpellier) dans la syphilis grave des centres nerveux ; l'oxyde d'or, préconisé par Bartholow (5 à 10 milligrammes par jour) contre l'ataxie locomotrice : au bout de quelques semaines de traitement, l'incoordination motrice et les douleurs fulgurantes s'atténuent, le malade se sent plus léger, etc... Le stannate d'or (si employé dans les arts décoratifs du vitrail et des émaux, sous le nom de *pourpre de Cassius*) est aujourd'hui abandonné en médecine. Le phosphovinate, préconisé par Jolly, semble un reconstituant nerveux assez fidèle. Le bromure d'or est, peut-être, l'une des meilleures préparations auriques : notre savant confrère le docteur Emile Goubert, qui l'a employé avec succès contre l'épilepsie, a fait un silence trop modeste sur ses travaux, couronnés pourtant par l'Académie. Le bromure d'or rend également de réels services dans les névroses réfractaires à tout traitement, dans les migraines invétérées, dans certaines maladies chroniques des centres nerveux : je l'ai prescrit, avec avantage, dans deux cas de diabète ancien, accompagné d'une dépression vitale considérable.

En résumé, les propriétés des sels d'or nous semblent participer de celles de l'arsenic, de l'iode et du mercure, tout en possédant, bien entendu, leur physionomie propre. Excitants et perturbateurs, capables, selon le mot de Percy, de provoquer les évacuations et les dépurations les plus sensibles, ils prennent place parmi les médicaments dits *altérants*. Leur usage procure une sorte de fièvre nerveuse artificielle, avec excitation de la fonction cérébrale et de l'activité génératrice (chez la femme, pouvoir *emménagogue* des plus marqués). On suppose, d'après les expériences de Burq, que la plupart de ces propriétés, fort remarquables, de l'or, résultent de courants électriques formés au contact du métal et des muqueuses. Enfin, les derniers travaux de bactériologie placent les préparations d'or solubles parmi les antimicrobiens les plus puissants. Que voulez-vous de plus, pour constituer un agent médicamenteux ? Est-ce par suggestion que sont anéantis les micro-organismes ? En vérité, les inconvénients de l'or en thérapeutique ne résident point dans son inactivité, mais plutôt dans les dangers de son administration maladroite ou trop prolongée.

A côté de l'or, figure, dans la série chimique, le *platine*, dont les sels, toxiques comme l'arsenic, sont des poisons à la fois nerveux et irritants. On ne les a point, que je sache, employés encore en médecine. Il y a peut-être là une étude expérimentale digne d'exciter les recherches d'un travailleur désireux de doter d'une ressource nouvelle la science de guérir : en face des maux humains à soulager, notre science n'est-elle pas (comme sa sœur la charité) l'éternelle pauvresse ?

Les sels d'*argent* (sauf le nitrate ou *pierre infernale*) sont bien moins vénéneux que les sels d'or. Le *chlorure d'argent* mériterait d'être employé davantage contre les affections nerveuses à forme convulsivante. Quant au *nitrate*, usité en pilules (1 à 10 centigrammes par jour), c'est un excellent médicament contre l'ataxie locomotrice et contre les diarrhées rebelles. Lorsque le traitement interne par le nitrate d'argent est prolongé, la peau du malade prend une coloration indélébile vert noirâtre particulière (argyrisme ardoisé).

Le nitrate d'argent (en crayons ou en solutions) est beaucoup plus usité pour l'usage externe : c'est un modificateur émérite contre les ulcères, les ophtalmies, les uréthrites, etc... Ses usages ont survécu et survivront à bien des nouveautés antiseptiques fort éloignées de le valoir, même au point de vue microbicide étroit. Les effets du nitrate d'argent, bien limités, ne *fusent* ni en étendue ni en profondeur : ils sont, avant tout, coagulants et décongestifs, cicatrisants et modificateurs.

CHAPITRE XVI

LA MÉDICATION PAR LE MERCURE

Seul métal liquide à la température ordinaire, le mercure fournit à la médecine un grand nombre de préparations éminemment absorbables par le tube digestif, la peau, les voies respiratoires. Comme tout médicament héroïque, le mercure produit aisément des phénomènes toxiques (que j'ai longuement décrits, pour ma part, dans mon *Hygiène du Travail*), principalement caractérisés par une irritation grave de la bouche et, à un degré plus avancé et chronique, par le tremblement, la paralysie, le délire. La mort est loin d'être rare chez les artisans qui manient ce redoutable poison industriel.

Les femmes sont, plus que les hommes, sensibles à cette action toxique : les enfants sont, au contraire, chose bizarre, moins facilement et moins profondément influencés. Les nègres supportent d'énormes doses de mercure : on attribue cette tolérance à la grande plasticité du liquide sanguin dans la race noire. Les effets physiologiques du mercure consistent, en effet, dans la diminution des globules rouges du sang, la résorption des éléments fibrineux, la diffluence plus grande des solides et des liquides de nos tissus. Son usage un peu prolongé provoque une sorte de *chlorose* artificielle, de ralentissement étrange dans nos combustions vitales : ce qui explique, jusqu'à un certain point, cet *engraissement métallique* particulier, bien connu des spécialistes, et consistant, au premier chef, en de la « mauvaise graisse », pour employer l'expression populaire...

Le mercure augmente les sécrétions de tout le tube digestif et il irrite aussi bien le foie et l'intestin que les glandes salivaires. Il exerce une action désinfectante incontestable sur le contenu intestinal. Pour les anciens, la salivation était la conséquence indispensable de la guérison du « mal français » ou « napolitain ». Comme le dit le célèbre poème de Fracastor :

... Liquefacta mali excrementa videbis,
Assiduè sputo immundo fluitare per ora,
Et largæ ante pedes tabis mirabere flumen.

Certains malheureux rendaient ainsi 8 à 10 kilogr. de salive par jour, salive qui était censée receler le corps du délit du mal vénérien ! On a reconnu maintenant toute l'absurdité de cette théorie, qui a jeté un si vif discrédit, jusqu'à nos jours, sur la médication mercurielle, dont la terreur enracinée sert de facile réclame aux charlatans et aux exploiteurs de l'ignorance[1].

Ce sont les frictions d'onguent napolitain et les fumigations de cinabre qui causent le plus facilement la salivation mercurielle ; puis, viennent le calomel et le sublimé, à doses internes fractionnées. Par des soins précis de l'appareil bucco-dentaire, et notamment par l'emploi, *largâ manu*, du chlorate de potasse, il est possible d'éviter, jusqu'à un certain point, la salivation (toujours nuisible, bien loin de servir au traitement).

Le mercure est le puissant spécifique de la syphilis. Il n'a point, dans cette circonstance, de succédané, et c'est là surtout ce qui établit

[1] La *frotte* était naguère considérée comme la seule manière possible de guérir la syphilis. Lecoq, appelé en consultation avec Fernel auprès de François Ier, écrivit, dit-on, l'ordonnance suivante, considérée comme un bel acte d'indépendance médicale, rarement renouvelé : « Je ne suis pas de l'advys de Fernel, opposé aux frictions hydrargyriques : il s'agyt d'un vilain qui a galgné la vérolle : *ergo, frottetur*, comme un autre et comme le dernier de son royaulme, puisqu'il s'est gasté de la mesme manière. »

la supériorité incontestable d'un remède ! Sa tolérance, dans cette maladie, est d'ailleurs, jusqu'à un certain point l'indice et la garantie de son utilité : car il est très mal supporté par les autres malades, pour peu qu'on veuille l'administrer de façon un peu continue. Même contre la vérole, du reste, il ne faut jamais outrepasser les doses indispensables au traitement, sous peine de provoquer les plus redoutables accidents du côté de l'estomac et des intestins et d'entraîner bien vite une dénutrition et une misère physiologique, capables d'ouvrir les portes de l'organisme à des affections plus graves que celles que l'on s'efforce de traiter ; la céphalée, l'hébétude, le tremblement, les engourdissements et autres accidents nerveux peuvent aussi dériver d'un traitement mercuriel mal dirigé. C'est par une stratégie judicieuse que le praticien peut manier, sans danger, une arme à deux tranchants et faire en sorte que le remède ne soit pas, comme dit l'autre, pire que le mal : *primo non nocere*... L'outrancisme hydrargyrique est néfaste aux syphilitiques.

Je vais passer brièvement en revue les principales applications des composés hydrargyriques les plus importants. Le mercure a été administré en nature, dans l'obstruction intestinale, contre laquelle il agit mécaniquement, par le poids et le glissement moléculaire de ce métal liquide fort lourd, et probablement aussi, à la faveur de contractions intestinales curatives. Sous forme de *pilules bleues*, les Anglais l'emploient aussi dans les états bilieux (*torpor of liver*) caractérisés par la somnolence, les maux de tête, la perte d'appétit, un état de pesanteur générale avec teint jaunâtre et terreux.

Les frictions *d'onguent gris* et d'onguent *napolitain* sont très employées pour tuer certains parasites, résoudre les inflammations (engorgements ganglionnaires, péritonites), et aussi lorsqu'il faut provoquer vivement une absorption importante de mercure, dans les syphilis des centres nerveux, par exemple. Il faut savoir que les pommades rances s'absorbent mieux, mais qu'elles irritent davantage la peau.

L'*emplâtre de Vigo* est l'un des meilleurs résolutifs locaux de la matière médicale : on ne saurait trop le dire et le proclamer.

Le *sulfate jaune* et l'*oxyde rouge* s'emploient surtout en ophtalmologie. Il en est de même du *précipité blanc*, qui n'est qu'une forme allotropique du calomel. Le calomel, protochlorure de mercure, agit localement dans les lésions de la peau ; à l'intérieur, il est précieux contre les vers, la dysenterie, les hépatites. Il procure des selles bilieuses, d'un vert caractéristique.

Le *sublimé corrosif* ou bichlorure est un puissant antiseptique, dont on fait, en l'an de grâce 1894, un emploi quelque peu abusif. Il précipite l'albumine, tue les parasites végétaux et animaux et s'administre aussi, à l'intérieur, sous forme de *liqueur de van Swieten* surtout. La *lotion de Gowland* et la plupart des laits *antéphéliques* doivent au sublimé leurs propriétés. Le *chlorol* est le sublimé rendu maniable et inoffensif : on devrait, pour cette raison, en vulgariser l'emploi. Dans un grand nombre d'affections de la peau, j'ai pu utiliser, avec de constants succès, les grands bains avec 10 ou 15 gr. de sublimé et 30 gr. de sel ammoniac.

Le *nitrate acide de mercure* est un caustique des plus énergiques, dont l'emploi réclame force précautions. Ce nitrate est le principe actif de l'*onguent citrin*, tombé, bien à tort, en désuétude.

Le *proto-iodure* et le *bi-iodure* (d'une activité triple) sont très employés, depuis Ricord, dans le traitement de la syphilis secondaire. Il faut toujours associer ces agents aux extraits d'opium et de quinquina, pour atténuer l'irritation gastro-intestinale et modérer la diarrhée, cette salivation d'un autre genre, qui, en éliminant le mercure *avant la lettre*, met obstacle, en grande partie, à son activité curative.

On peut, d'ailleurs, assurer l'absorption complète du principe médicamenteux, et en obtenir même le rigoureux dosage, en ayant recours à la méthode sous-cutanée, qui introduit sous la peau des solutions de sublimé ou de peptonate mercurique. La méthode hypodermique a ainsi supplanté, dans certaines formes morbides où le temps est précieux, l'antique procédé, moins fidèle, et en vérité assez malpropre, des frictions.

C'est surtout aux injections hypodermiques (forcément pratiquées par le médecin) que peut s'appliquer la fameuse épigramme du vieux Berengarius, déclarant que, plus forts que les alchimistes, les syphiligraphes transmutaient le mercure en or !

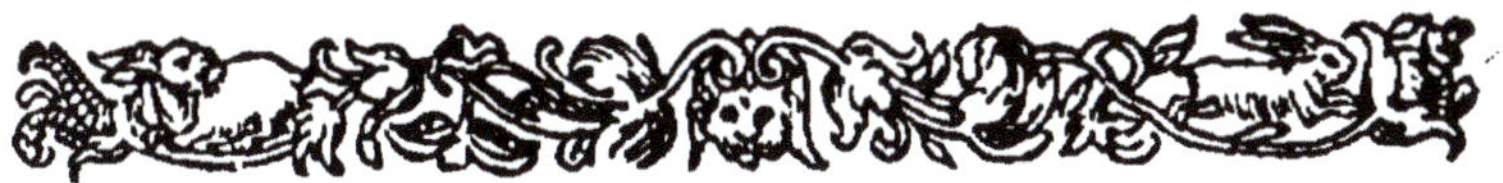

CHAPITRE XVII

LE CUIVRE ET LE ZINC

Employés surtout pour l'usage externe, comme astringents et caustiques, les sels de cuivre et de zinc ont, presque tous, une action vomitive, qui a certainement nui à leur emploi médical.

Les sels de cuivre ont été, toutefois, vantés par les anciens contre les diathèses herpétique, scrofuleuse et cancéreuse. Le *verdet*, surtout, ou acétate neutre, à la dose de 10 à 30 centigrammes par jour, en pilules, a donné à Cayol et à Künckel des résultats curatifs. Féréol a vanté le sulfate de cuivre ammoniacal, en potion (10 centigrammes par jour) contre les névralgies faciales rebelles. On a préconisé aussi le sulfate de cuivre contre le croup, où il paraît agir surtout comme vomitif.

Un grand nombre d'auteurs semblent admettre que les sels de cuivre possèdent sur le sang une action reconstituante, utile à rechercher contre les anémies et la prédisposition aux tubercules. Pour ma part, j'ai prescrit, plusieurs fois, avec succès, contre la dysménorrhée virginale, une solution au dix-millième de sulfate de cuivre, aux doses de trois cuillerées à soupe par jour.

Le *sulfate de zinc* (vitriol blanc) et surtout le *chlorure* de zinc, sont astringents et caustiques, selon les doses ou les titres de leurs solutions. L'oxyde de zinc est un excellent topique contre les éruptions eczémateuses, surtout lorsqu'elles affectent la forme crevassée ou fendillée.

A l'intérieur, outre leur action émétique, les sels de zinc jouissent tous d'un pouvoir nervin et antispasmodique incontestable, bien qu'infidèle. Le bromure et le valérianate de zinc s'emploient (20 à 50 centigrammes par jour) contre les névroses convulsives et l'épilepsie. A la dose de 10 centigrammes, répétée deux fois par jour, je me suis bien trouvé, diverses fois, dans ma pratique spéciale, de l'oxyde de zinc contre les gastralgies rebelles, véritables croix des malades et des médecins. Je recommande volontiers, ce genre de médication contre les crises stomacales des atoxiques.

La solution de chlorure de zinc, à saturation, constitue l'un des plus puissants antiseptiques dont nous puissions disposer : on l'emploie, pour cette raison, dans les embaumements et pour la désinfection des charniers. La *pâte de Canquoin* est un excellent caustique à base de chlorure de zinc.

Je serais heureux de voir les jeunes médecins s'atteler à la réhabilitation du zinc et surtout du cuivre, dans la médecine interne ; je voudrais, notamment, voir reprendre les belles expériences de Burq sur l'action des sels de cuivre contre le choléra.

L'action locale astringente des sels de zinc et de cuivre (comme de ceux d'argent et de cadmium) dérive de la formation d'albuminates insolubles et aussi de l'affinité de ces sels pour l'eau qu'ils rencontrent dans nos tissus.

Ils constituent des vomitifs rapides et sûrs, lorsque (dans les empoisonnements, par exemple) il importe d'évacuer promptement (et sans la dépression vitale que cause le tartre stibié) les matières contenues dans l'estomac. On apprécie surtout les bons effets vomitifs du sulfate de zinc et du sulfate de cuivre (0,30 à 0,50 centigrammes pour un verre d'eau) lorsqu'on a affaire à un empoisonnement par les narcotiques (*laudanum*, en général). Au lieu de l'action hyposthénisante qui accompagne les vomitifs ordinaires, on a, au contraire, une action secondaire *toni-nerveuse*, d'une valeur inappréciable en semblable occurrence.

CHAPITRE XVIII

L'ANTIMOINE

L'ANTIMOINE est, aujourd'hui, bien déchu de son ancienne splendeur curative. Il est, toutefois, et sera toujours utilisé par la médecine, pour ses propriétés vomitives, expectorantes, sudorifiques et défervescentes. Cette énumération, quoique résumée, est, on le voit, assez complexe pour légitimer la place qu'occupèrent les antimoniaux en la médecine de naguère et expliquer les batailles doctrinales, parfois risibles, que suscita leur intrusion dans la *science* du seizième et du dix-septième siècle. Croiriez-vous qu'au temps de Molière, on préparait, avec le régule d'antimoine, de petites balles métalliques, qui se transmettaient, héréditairement, dans les familles, sous le nom de *pilules perpétuelles !* C'était la mort du pharmacien : il est vrai qu'il avait, à cette époque, d'autres... clystères à son arc.

Les fleurs argentées d'antimoine, improprement nommées *oxyde blanc*, jouissent, comme tous les antimoniaux, de propriétés expectorantes. Mais elles possèdent, en outre, le précieux don de provoquer des sueurs faciles et abondantes. C'est un excellent remède contre la grippe, le rhume, la bronchite aiguë. Dépourvu de toute saveur et de toute toxicité, l'oxyde blanc d'antimoine restera, à tout jamais, pour ces raisons, inséparable de la médecine infantile : avec un looch bien fait comme véhicule, il est rare que le bébé refuse la potion dans laquelle le serpent d'Esculape se dissimule parmi les fleurs. L'oxyde blanc d'antimoine sert aussi de médicament actif à une vieille et excellente formule anglaise contre la phtisie, la *poudre de James*, composée de trois parties de corne de cerf en poudre (phosphate de chaux) et une partie du principe antimonial.

Le chlorure ou *beurre d'antimoine* est un violent corrosif, naguère très usité contre le charbon, le cancer, la rage et les plaies virulentes ou venimeuses nécessitant une violente cautérisation. L'emploi pratique de la chaleur caustique a supplanté, de nos jours, le beurre d'antimoine, avec bien d'autres composés chimiques de valeur similaire.

Le tartrate double d'antimoine et de potasse, tartre stibié ou *émétique*, que nous vous avons déjà présenté, chers lecteurs, comme le vomitif le plus énergique, devient un agent décongestif de premier ordre, lorsqu'on l'administre à petites doses très fractionnées et continuées assez longuement pour en assurer la tolérance. L'illustre Rasori avait fait de ce genre de médication le prototype de ce qu'il appelait le contro-stimulisme. Il est certain que la potion *rasorienne* (30 centigrammes d'émétique pour 200 grammes de julep à la fleur d'oranger, par cuillerées à soupe toutes les heures) constitue encore, à l'heure qu'il est, le meilleur remède à diriger contre la pneumonie aiguë, franche ou fibrineuse. Sous son influence, la pression sanguine s'abaisse, la température fébrile fléchit, le pouls se rapproche de la normale, les mouvements respiratoires diminuent notablement de fréquence ; les phénomènes d'oppression asphyxique se trouvent enrayés et l'expectoration critique singulièrement facilitée. En même temps, la douleur, souvent très vive, due au point de côté, s'est éteinte graduellement : on sait, d'ailleurs, que le tartre stibié était, autrefois, très usité contre le rhumatisme articulaire aigu, avant la découverte des salicylates. La potion *rasorienne*, associée à l'opium, réussit très bien contre le délire, même lorsqu'il affecte le caractère furieux, comme dans l'alcoolisme, par exemple.

Le sulfure rouge d'antimoine ou *kermès*, constitue, aux doses de 10 à 40 centigrammes diluées dans une potion gommeuse, un expectorant fort efficace, qui, bien que provoquant un état nauséeux assez marqué, n'est point, comme l'émétique, irritant pour les voies digestives. Le kermès est et restera longtemps le remède classique des bronchites et laryngites aiguës, parce que c'est lui qui hâte le plus certainement la période de *coction* du rhume, en abrégeant la durée de la période, si désagréable, de *crudité*. *L'arséniate d'antimoine*, en granules d'un milligramme (2 à 6 par jour) m'a rendu quelques services pour le traitement de l'asthme d'origine herpétique et la guérison de bon nombre d'états chroniques de la peau (couperose, peau de chagrin, etc.), où il opère très vite la réfection normale du teint altéré.

CHAPITRE XIX

LE SOUFRE

Le soufre a été connu de toute antiquité et employé, de longue date, contre les maladies de poitrine. On a, récemment, pensé imaginer une médication nouvelle en préconisant, dans la phtisie, les inhalations d'acide sulfureux : Galien faisait-il autre chose, il y a vingt siècles, lorsqu'il envoyait ses poitrinaires respirer, en Sicile, les émanations volcaniques de l'Etna ?

A la dose de 2 à 4 grammes par jour, la fleur de soufre, lavée dans l'ammoniaque ou le soufre précipité (lait de soufre), constituent un excellent laxatif, qui stimule efficacement les fonctions du foie : Je l'emploie, avec succès, chez les hémorroïdaires et les eczémateux.

C'est aussi un vermifuge utile chez les enfants. Résorbé dans le torrent circulatoire, le soufre exerce, sur le sang, une action excitante, dépurative et antiherpétique : il est souvent préférable à l'iode, dans la période tertiaire de la syphilis constitutionnelle. Les pastilles de soufre possèdent un pouvoir expectorant, incisif et détersif, remarquable surtout dans les catarrhes pulmonaires chroniques liés à l'herpétisme. Insoluble dans l'eau, le soufre se dissout, partiellement, dans les humeurs alcalines dont notre économie est pleine.

L'*acide sulfureux* est le meilleur antiseptique des logements contagionnés : il rend aussi quelques services, en inhalations contre les bronchites anciennes. L'acide *sulfurique* dilué en limonade, ou alcoolisé sous forme d'eau de Rabel, constitue un astringent, trop dédaigné, contre les diarrhées, les sueurs nocturnes, les crachements de sang, etc...

L'acide sulfhydrique ou *hydrogène sulfuré* constitue le principe actif des sulfures alcalins et des eaux minérales sulfureuses en s'éliminant par l'arbre bronchique, il modifie heureusement le catarrhe pulmonaire, la phtisie commençante et surtout les bronchites torpides d'origine arthritique (*fausse phtisie*). Mais, quand je vois appliquer les eaux sulfureuses à certaines affections de poitrine, accompagnées d'éréthisme, il me semble toujours voir verser du soufre sur le feu !

Mortel aux organismes inférieurs, l'hydrogène sulfuré agit, probablement, comme antiseptique sur la peau et sur les poumons : il trahit, d'ailleurs, son élimination par ces émonctoires, en répandant une odeur d'œufs pourris caractéristique et en noircissant les objets d'argent. Autant que les iodures, les composés sulfurés constituent des antidotes chimiques efficaces du saturnisme ou empoisonnement par le plomb.

Les *sulfures* doivent être considérés comme des réservoirs naturels d'hydrogène sulfuré.

Les *sulfures* de potassium et de sodium sont surtout usités à l'extérieur, contre les affections de la peau. C'est le sulfure de potassium qui forme la base des bains sulfureux ou de barèges, dont l'action tonique, résolutive et anti-arthritique est universellement connue et appréciée. Le sulfure de calcium, à la dose de quelques centigrammes, peut rendre des services dans les laryngites et même dans la diphtérie. Administrés à l'intérieur, les sulfures alcalins, dont la constitution chimique est naturellement assez instable, laissent dégager l'hydrogène sulfuré qu'ils tiennent en réserve : ce gaz se répand, subtilement, dans l'économie, cherchant ses voies d'élimination. On s'explique ainsi comment les sulfures vont combattre l'oppression respiratoire, modifier l'expectoration, améliorer la nutrition engourdie et réparer les lésions épidermiques.

Le *sulfure de carbone* est un liquide incolore. très mobile, d'une atroce odeur de choux pourris ; il paraît doué de propriétés antiseptiques et anesthésiques fort marquées, utilisées en viticulture contre le phylloxera et en chirurgie pour le pansement des ulcères rebelles. Je l'ai prescrit, avec succès, en potion (dix gouttes en vingt-quatre heures) contre certaines syphilis larvées.

Les *sulfites* et notamment ceux de soude, constituent d'énergiques désinfectants intérieurs, grâce à l'acide sulfureux qu'ils dégagent. Giovanni Polli et de Pietra Santa en ont fait les types de la médication dite *antizymotique :* il est certain qu'ils rendent des services dans la bronchite fétide, la gangrène pulmonaire, la fièvre typhoïde et certaines formes de la phtisie. Je recommande, pour ma part, à tous mes confrères, l'emploi de l'hyposulfite de soude, qui joint à son efficacité antiseptique l'avantage d'être admirablement toléré par le tube digestif (ce qui n'est pas la règle pour les antiseptiques internes).

Les sulfates n'ont aucun caractère commun : leurs propriétés étant dues surtout à leurs bases (chaux, soude, cuivre, magnésie, quinine, etc.), on ne saurait les étudier dans un chapitre consacré au soufre.

L'*iodure de soufre*, employé surtout à l'extérieur, en pommades antidartreuses,.est un bon agent résolutif et modificateur des lésions de la peau, principalement dans les dermatoses parasitaires. Il semble participer des propriétés de l'iode et de celles du soufre.

L'*ichtyol*, sorte de goudron minéral fossile, récemment introduit en médecine, doit, je pense, la majeure partie de sa valeur topique aux principes sulfureux qu'il recèle en grande quantité.

CHAPITRE XX

L'IODE

L'UNE des substances médicamenteuses sans lesquelles plus d'un médecin moderne donnerait sa démission ; un agent d'une puissance curative précieuse et incontestée, l'iode, est de découverte assez récente : ce fut Courtois qui, en 1811, l'isola des algues marines. Les *fucus* fixent et localisent, on le sait, d'énormes quantités d'iode, eu égard surtout à la faible proportion de ce métalloïde renfermée dans les eaux de la mer. L'iode se retrouve aussi dans un certain nombre d'animaux marins et principalement dans les spongiaires : légèrement torréfiée, l'éponge rendait d'immenses services à nos devanciers, qui l'administraient, à l'intérieur, contre le goitre et la scrofule. Sous cette forme, l'éponge renferme à peu près le centième de son poids d'iode, et représente, par conséquent, une médication assez active, à laquelle nos contemporains ont peut-être eu tort de renoncer avec trop de dédain : car, recelé dans une combinaison organique animée, en quelque sorte; incorporé à de la matière vivante, l'iode est, peut-être, plus assimilable et mieux toléré que lorsqu'il est dû aux artifices chimiques du laboratoire[1].

Deux mots seulement sur l'action extérieure de l'iode, sous forme de teinture. C'est un révulsif léger et commode, lorsqu'on l'emploie en badigeonnages ; injectée dans les kystes, les fistules, les hydrocèles, etc., la teinture d'iode tarit les sécrétions des foyers morbides et détermine une sorte d'irritation adhésive, qui met fin aux processus morbides. Les inhalations de vapeur d'iode sont parfois utiles contre le

[1] L'éponge n'a, décidément, pas de chance, en médecine. Autrefois, on la *préparait* (à la cire ou à la ficelle) pour la dilatation de certains trajets fistuleux ou orifices naturels. Aujourd'hui, l'éponge préparée est remplacée par les tiges de *laminaire* ou de *tupelo*, dont le gonflement est plus régulier, moins douloureux et plus aseptique. C'est aussi pour des raisons d'asepsie, que la grande chirurgie a abandonné les éponges, aujourd'hui remplacées par les tampons d'ouate hydrophile stérilisée, que l'on n'utilise qu'une seule fois. — Hélas! où est-il, maintenant, le célèbre axiome de Peyrilhe : « Naturelle, l'éponge est pompante ; préparée, dilatante ; brûlée, fondante. » — Mais où sont les neiges d'antan ?

coryza chronique et les bronchites, chez les sujets lymphatiques.

A l'intérieur, l'iode est usité sous forme de sirops iodés ou iodo-tanniques, et plus simplement, sous forme de gouttes de teinture, prises dans du lait ou du vin d'Espagne : dans la scrofule, le goitre, le rhumatisme chronique et certaines affections de la peau, j'ai obtenu un grand nombre de succès durables, par l'administration progressive de la teinture d'iode, aux doses de cinq à trente gouttes par jour, suivant les cas, ou par le vin iodo-tannique de Girard.

La médication iodée est *modificatrice* par excellence : elle domine l'histoire, un peu bien légendaire, de la dépuration du sang et des humeurs ; elle triomphe de l'anémie et du lymphatisme, en éliminant les globules blancs du liquide sanguin et en favorisant la prolifération des globules rouges. C'est aussi en réveillant l'assimilation et en facilitant la dénutrition, qu'elle possède ce pouvoir résolutif, hors de pair, sur les formations morbides, et cette magique action de métamorphose sur les organismes les plus tarés. L'iode élimine les virulences, stimule la nutrition intime des cellules, régénère la vitalité défaillante chez les strumeux, les chlorotiques et les névropathes. Les services que rend cet admirable agent curatif apparaissent surtout remarquables sur les enfants et les femmes (essentiellement lymphatiques et arthritiques), dont il renouvelle la constitution, plus peut-être par les sucs blancs qu'il leur soustrait que par les principes d'invigoration et de tonicité qu'il leur apporte.

C'est surtout sous la forme d'iodures alcalins que la médication iodée revêt le maximum d'activité et de tolérance. C'est l'iodure d'ammonium que je considère, pour ma part, comme le plus fidèle et le mieux supporté des iodures alcalins ; c'est à lui que je donne toujours la préférence dans le traitement de la scrofulose et de la syphilis constitutionnelle. Je réserve l'emploi de l'iodure de calcium pour les poumons et de celui de potassium pour le cœur et pour le foie. Il est, d'ailleurs, probable que tous les iodures alcalins sont décomposés dans le sang et dans certains tissus : l'iode, à l'état naissant, se combine aux substances albuminoïdes, pour exercer, dans toute l'économie, son action altérante et résolutive. Quant à la base (calcium, potassium, ammoniaque, etc.), elle agit, séparément aussi, suivant les propriétés particulières dont elle jouit. Nous ne parlons point ici, pour cette raison, des iodures d'arsenic, de fer, de mercure, etc., dans lesquels l'élément *iode* est, assurément, le moins important à considérer.

Les iodures alcalins causent, dans la bouche,

par laquelle ils s'éliminent en partie, une saveur amère et métallique désagréable; ils produisent aussi la salivation et une sensation bizarre d'allongement des dents. Ils sont, d'ailleurs, vivement absorbés et promptement éliminés. Dénutritifs, émaciants, éliminateurs des virus, résolutifs des tumeurs et des hypertrophies, modificateurs du système glandulaire et régénérateurs du sang, les iodures sont, par excellence, des *antidiathésiques*. Chacun sait leur puissance de spécificité contre la syphilis tertiaire, surtout lorsque la médication mercurielle a précédé l'administration des iodures. Ils diminuent la plasticité des tissus morbides et empêchent ainsi la formation des tumeurs, l'organisation des exsudats : ils font, comme on l'a dit, la chasse aux éléments embryonnaires n'ayant pas encore acquis droit de cité dans notre économie...

Chez les syphilitiques, l'iodure est bon surtout aux renouvellements saisonniers : c'est l'*iodure des équinoxes* (Bontemps) qui est le plus favorable à ces diathésiques.

On emploie aussi les iodures contre toutes les manifestations du lymphatisme et de l'arthritisme; contre les gourmes de l'enfance, qui ne sont autre chose que des dermatoses scrofuleuses bénignes; contre le goitre (Chatin n'a-t-il pas prouvé que goitre et crétinisme viennent de l'absence d'iode dans les eaux d'alimentation ?) ; contre l'obésité des sujets lymphatiques; contre les engorgements anciens, liés au rhumatisme et à la goutte torpide. Grâce à l'iodure de potassium, un certain nombre d'affections du cœur, et l'une des plus graves, l'angine de poitrine, ont pu être rayées aujourd'hui du cadre des maladies à évolution fatale. Huchard considère l'iodure de potassium comme la digitale des artères. L'emphysème pulmonaire et l'asthme, les affections, si tristes, du système nerveux et des organes des sens, se réclament, également, à juste titre, de la médication iodurée bien conduite.

Toute médaille a son revers. L'usage interne de l'iode entraîne, parfois, de graves accidents de suffocation et des éruptions généralisées; le plus souvent, ce sont simplement des maux de tête, avec coryza, angine, rougeur des yeux et larmoiement ; soif pénible, embarras gastrique, sécheresse des premières v ies, léger état fébrile. On évitera ces inconvénients, légers ou graves, en surveillant le filtre rénal ; en administrant (très diluées, dans du lait, de la bière, de l'eau bicarbonatée sodique), des doses d'iodure moyennes d'emblée, 1 gramme au moins à la fois. Car on a remarqué que les doses très faibles engendraient surtout les phénomènes d'intolérance.

Lorsque la médication iodurée doit être longue, je me suis toujours bien trouvé d'y adjoindre de faibles doses d'arsenic et des bains sulfureux fréquents, qui sollicitent l'élimination par la peau; l'usage habituel du lait et des boissons fraîches faciliteront l'excrétion urinaire; de grands lavements permettront une propreté aseptique du tube digestif. A ces conditions, l'iodure de potassium remplira le programme thérapeutique si éloquemment défini par Iahn : « diminution du *turgor vitalis* ». L'arsenic est loin d'être, d'ailleurs, un antagoniste de l'iode : son action sur la nutrition s'en rapproche par plus d'un côté. C'est, comme le dit Sée, l'iode avec le pouvoir sécrétoire en moins et le pouvoir atrophiant nul.

Un mot, pour terminer, sur un composé de l'iode, l'*iodoforme*. C'est le meilleur des agents cicatrisants externes; malheureusement, il possède une odeur safranée désagréable et pénétrante. A l'intérieur, il possède des propriétés antiseptiques, décongestives et résolutives, que l'on peut utiliser dans le traitement des engorgements viscéraux, des pneumonies chroniques et des accidents tertiaires ayant résisté aux iodures. Pas plus que ces derniers. il ne possède, du reste, d'action curative sur le cancer ni sur le tubercule : il est nécessaire de le proclamer ici, malgré certaines opinions contraires. Car nous avons plutôt vu l'iodoforme aggraver l'état des phtisiques et des cancéreux et précipiter, chez ces malades, la funèbre échéance, non sans avoir produit, toutefois, un simulacre trompeur d'effets palliatifs favorables en apparence.

CHAPITRE XXI

LA MÉDICATION BALSAMIQUE

C'EST celle qui a pour bases les baumes, les résines, les gommes-résines, dont les produits volatils, aisément éliminés par les membranes muqueuses, modifient l'état catarrhal de ces membranes, tarissent leurs sécrétions, cicatrisent leurs ulcérations superficielles et stimulent, finalement, la vitalité et la nutrition normales des muqueuses. Nous étudierons sommairement, dans ce chapitre, les principaux agents de la médication balsamique.

Le *goudron*, produit résineux des pins et sapins dont on a extrait la térébenthine, est un anticatarrhal efficace, qui diminue principalement les sécrétions muqueuses des bronches. Son action, assez douce et bien tolérée par le tube digestif, permet de l'employer même lorsqu'existent de la fièvre et un état inflammatoire. Sur la peau, les pommades au goudron sont astringentes et parasiticides.

L'*eau de goudron* (n'en déplaise à la mémoire de l'évêque Berkeley) ne possède qu'un pouvoir bien anodin : il en est de même des inhalations de vapeurs de goudron, qui ont longtemps joui d'un crédit immérité. Le goudron est le remède des malheureux : c'est pour cela, sans doute, dit Crichton, que Dieu a semé le pin, « comme un arbre de vie », sur tous les points du globe. Les Latins buvaient, déjà, contre la phtisie, une sorte de vin de goudron, de vin *créosoté*, le *vinum picatum*, qui faisait concurrence au *vin de myrrhe*, dont la formule se trouve dans Hippocrate : *Nil sub sole novi*...

La *créosote*, extraite du goudron de hêtre, possède une action anti-catarrhale et antiputride de premier ordre. C'est l'un des meilleurs médicaments à diriger contre la phtisie, et Reichenbach, son inventeur, l'avait proclamé, *urbi et orbi*, dès 1833, pour n'être écouté qu'à notre époque contemporaine. Sous l'influence de la médication créosotée (vin, huile ou capsules), les tuberculeux reprennent de l'embonpoint ; leurs quintes de toux diminuent ; leurs crachements de sang disparaissent, ainsi que la purulence et la fétidité des expectorations ; les vomissements et sueurs nocturnes s'arrêtent et les forces reviennent, en même temps que l'auscultation nous révèle de notables changements dans les lésions de la phtisie.

Le *gaïacol*, contenu dans la créosote de hêtre dans les proportions de 90 p. 100, possède, mais moins irritantes peut-être, les propriétés inhérentes à cette dernière.

Les *baumes* de Tolu, du Pérou, de la Mecque, le storax et le benjoin présentent des vertus thérapeutiques très analogues entre elles. Ce sont des anticatarrhaux efficaces, dont l'action s'exerce surtout sur la muqueuse des bronches : leur pouvoir cicatrisant et antiseptique sur les ulcérations de la tuberculose est bien moins marqué, toutefois, que celui de la créosote. Ils sont surtout utiles pour restreindre les expectorations abondantes, et doivent leurs propriétés, stimulantes sur les muqueuses, à l'union de l'acide benzoïque avec certains principes résinoïdes variables.

Le baume de *copahu*, oléo-résine âcre et aromatique, fréquemment mal tolérée par l'estomac, s'élimine surtout par les urines, auxquelles il communique ses vertus antiseptiques et astringentes, si précieuses pour guérir certaines sécrétions anormales de l'urèthre. L'essence de santal a, sur le copahu, l'avantage d'être mieux acceptée par le tube digestif. Le poivre cubèbe, le gurjum, le kava, sont généralement aussi mieux supportés et n'ont pas l'inconvénient de déterminer, comme le copahu, une odeur cutanée révélatrice et des éruptions érythémateuses, parfois rebelles, sur le corps.

Trousseau employait souvent le copahu (qui est, chimiquement, une térébenthine) préférablement aux térébenthines des conifères, contre les catarrhes chroniques des bronches. Malgré certaines opinions contraires, je pense que l'action dérivative obtenue sur l'intestin n'est point étrangère aux merveilleux résultats obtenus, en pareil cas, de ce balsamique peu assimilable. Le *pichi* du Chili (usité en extrait fluide, trois cuillerées à soupe par jour) paraît avoir, contre la blennorrhagie, tous les avantages du copahu, avec des propriétés stomachiques en plus.

La *térébenthine*, suc oléo-résineux qui découle d'un grand nombre de conifères, doit ses propriétés, en majeure partie, à l'essence de térébenthine, qui, une fois absorbée, s'élimine par les reins, par les bronches et par la peau. L'essence de térébenthine est l'antidote de l'empoisonnement par le phosphore et le meilleur remède des cystites et du catarrhe de la vessie. On l'emploie aussi, avec succès, contre la bronchite chronique, les névralgies, les calculs biliaires (remède de Durande). A l'extérieur, on l'utilise beaucoup en frictions, bains térébenthinés, etc. L'essence extraite du pin d'Autriche semble être la mieux tolérée et la plus efficace. L'odeur de violette communiquée aux urines (comme chacun a pu l'observer en séjournant seulement dans une chambre fraîchement peinte) est due à une oxydation particulière de la térébenthine dans le sang.

La *terpine*, hydrate double de térébenthine, est un produit blanc, cristallisé, qui possède une action, d'abord fluidifiante, puis dessiccatrice, sur les sécrétions bronchiques. Elle est mieux tolérée, et à plus haute dose, que l'essence de térébenthine et semble aussi douée d'un pouvoir antiputride plus prononcé. Toutefois, il faut savoir que son action sur la muqueuse génito-urinaire est bien moins certaine que celle de la térébenthine.

L'*eucalyptus* ou gommier bleu de Tasmanie est une myrtacée renfermant une essence volatile et antiseptique qui s'élimine surtout par les voies respiratoires. On avait fondé, un instant, de grandes espérances sur son pouvoir microbicide, dirigé contre la phtisie. Mais il est certain que l'eucalyptus est loin de valoir la créosote à cet égard. Il est pourtant capable de rendre certains services, dans les bronchites putrides avec expectoration abondante. Quant aux propriétés fébrifuges de l'eucalyptol, elles nous paraissent controuvées. Je ne parle pas, bien entendu, de l'action d'assainissement antimalarique, obtenue par la croissance rapide de sa végétation, éminemment épuratrice du sol...

L'*ichtyol* est un produit retiré d'un bitume particulier et formé de résidus provenant des matières animales et particulièrement des poissons. Il est surtout utilisé pour l'usage externe, dans certaines affections de la peau, quoique participant, cependant, aux propriétés anticatarrhales des balsamiques en général.

La *résorcine*, produite par l'action de la potasse sur le galbanum et d'autres résines, est un antiseptique de valeur, également peu usité à l'intérieur, mais capable de rendre de réels services dans la cure des dermatoses eczémateuses et acnéiques. La poix de Bourgogne et la colophane sont égalcment cantonnées dans l'usage externe (emplâtres, poudre hémostatique).

Les sommités de *thuya occidentalis*, diurétiques et antiseptiques, ont été conseillées, à l'intérieur, sous forme de teinture, contre les cancroïdes : on peut, en même temps, faire avec avantage, des applications topiques de cette substance.

L'huile essentielle de *genévrier*, diurétique et anti-hydropique, rend de grands services dans les affections des voies urinaires : le gin et surtout l'huile de Haarlem doivent au goudron de genévrier oxycèdre leurs remarquables propriétés contre la gravelle. Enfin, pour terminer cette énumération, signalons aussi les essences de myrte et d'aunée, employées comme agents expectorants; la gomme ammoniaque, excellente (bien qu'un peu oubliée) dans les bronchites aiguës, et l'huile de cajeput, usitée surtout pour l'usage externe, contre les affections eczémateuses chroniques et rebelles. Le *buchu*, populaire chez les Hottentots, contient aussi une huile essentielle utile dans les affections génito-urinaires : son action participe de celle du copahu et de celle de l'*uva ursi ;* tout ensemble. Le *niaouli* des Néo-Calédoniens se rapproche du cajeput, mais il est mieux toléré par les voies digestives.

CHAPITRE XXII

LA MÉDICATION ASTRINGENTE, HÉMOSTATIQUE ET ANTIDIARRHÉIQUE

Les astringents sont les agents médicamenteux capables de remédier au relâchement des tissus en diminuant leur état congestif et sécrétoire, à la faveur d'un resserrement *physique* ou d'une contraction *vitale* de leurs fibres constitutives. Les véritables astringents ne doivent causer ni douleur ni irritation : leur action ne se soutient guère qu'autant qu'elle est mécanique, je veux dire qu'autant qu'elle détermine des modifications dans la composition des organes.

La plupart des astringents, en rétrécissant le calibre des vaisseaux, sont des antihémorragiques (des *hémostatiques*), surtout lorsqu'on les applique localement. Ce sont aussi des antidiarrhéiques et des hémostatiques : de là, le titre général de ce chapitre.

C'est en coagulant l'albumine de nos tissus et de nos humeurs, qu'agissent la plupart des remèdes déterminant l'astriction directe : c'est ainsi que réussissent les tannins, l'alcool pur, l'électricité, le perchlorure de fer, les acides, etc., usités dans bon nombre d'affections externes. Ce pouvoir astringent est, en effet, toujours moins marqué et plus aléatoire lorsqu'on administre les médicaments à l'intérieur. C'est ainsi que le tannin réussira dans bon nombre d'affections de la peau et d'écoulements invétérés, alors qu'on pourra l'appliquer directement ; un gargarisme d'alun ou de sulfate de zinc aura raison des maux de gorge, de l'enrouement, de l'allongement de la luette. Toutefois, administré à l'intérieur (dix gouttes dans un peu d'eau), le perchlorure de fer arrête fort bien les hémorragies, ou plutôt agit contre les dispositions hémorragiques ; l'eau de Rabel (acide sulfurique alcoolisé) et l'extrait de ratanhia m'ont servi souvent aussi, en potion, à triompher des hémoptysies des phtisiques, de même que le phosphate de chaux (5 gr.) saura tarir les sueurs nocturnes de ces malades et leurs diarrhées colliquatives.

La poix et la colophane, le sang-dragon et le benjoin ne sont guère usités que pour l'usage externe. Mais l'essence de térébenthine, prise en potion, jouera un rôle astringent utile dans les hémorragies intestinales par ulcérations (fièvre typhoïde) ; le goudron de genévrier, la teinture de thuya modifieront efficacement certains flux urinaires ou certaines altérations cutanées. Habituellement, l'action balsamique se combine utilement avec l'astriction.

Parmi les astringents hémostatiques, il faut faire une place à part à l'*ergot de seigle*, qui est le meilleur agent convulsivant des fibres musculaires lisses et le plus incontestable spécifique de la contractilité des vaisseaux capillaires. Autrefois très employée, trop employée, dans la pratique obstétricale, la *pulvis ad partum* est peut-être, aujourd'hui, trop décriée par nos modernes accoucheurs : car les services que l'ergot est capable de rendre, dans les hémorragies de la parturition, le mettent bien au-dessus des caprices de la mode, qui régente, hélas ! aussi bien la thérapeutique que les chapeaux !

L'*hydrastis canadensis* est une renonculacée américaine dont les propriétés représentent assez, en miniature, celle de l'ergot : c'est un remède nouveau, en faveur à l'heure actuelle. L'*hamamelis virginica* paraît agir à la manière des térébenthines : c'est un bon médicament interne des hémorroïdes et de la disposition variqueuse.

Dangereux à l'intérieur, les composés de plomb rendent toujours de grands services comme astringents locaux, sous la forme solide d'emplâtres ou sous la forme liquide d'extrait de Saturne (acétate de plomb liquide). Les congestions, inflammations et tuméfactions diverses, les écoulements chroniques, les sueurs fétides, etc., sont remarquablement modifiés par les applications plombiques. Mais il faut toujours se méfier, même à l'extérieur, des préparations plombiques. Bouchut a signalé des cas de saturnisme dus à l'emploi du cosmétique Delacour (à base d'acétate de plomb) contre les gerçures du sein. Le lecteur consultera, sur ces dangers du plomb, mon *Hygiène du travail*.

*
* *

On conçoit que le traitement de la diarrhée varie étrangement, selon la nature du mal et les causes qui provoquèrent les évacuations liquides. Un bon praticien doit, toujours, d'abord, remonter aux causes morbides, pour tâcher d'en supprimer ou d'en atténuer, au moins, la nocive influence. C'est ainsi que le froid sur le ventre, la fatigue, les écarts de régime étant les causes que l'on retrouve ici le plus communément, les applications abdominales chaudes, le repos au lit ou à la chambre, aidés d'un régime léger et sévère, s'imposent, comme traitement hygiénique, dans la majeure partie des diarrhées tant soit peu aiguës.

Lorsqu'on constate de la fièvre et de l'embarras gastro-intestinal, la médication antidiarrhéique, pour agir, doit toujours être précédée d'une purgation saline, qui déblaie et nettoie l'état saburral, obstacle à la réussite de toute action médicamenteuse. Si, au contraire, la diarrhée domine la scène et constitue, pour ainsi dire, le seul symptôme apparent, on pourra, alors, recourir, d'emblée, aux opiacés (laudanum, élixir parégorique) aux absorbants simples (craie, phosphate de chaux), aux antiseptiques (benzo-naphtol, salicylate de bismuth) ou enfin aux astringents directs, constricteurs mécaniques et antisécrétoires (tannin, ratanhia).

Les préparations d'opium ont l'immense avantage d'apaiser les coliques, dont la cause est dans l'exaspération des contractions vermiculaires normales de l'intestin.

Le sous-nitrate de *bismuth*, merveilleux absorbant, neutralise les acidités des matières et diminue leur pouvoir fermentescible : l'irritation intestinale s'en trouve apaisée ; les selles se solidifient et perdent leur odeur, en revêtant une couleur noire, due à la formation d'un sulfure de bismuth. Le salicylate de bismuth surajoute à cette action le pouvoir antiseptique de l'acide salicylique mis en liberté.

Dans les diarrhées de l'enfance, on emploie beaucoup, aujourd'hui, les acides dilués, qui ont une action astringente certaine. C'est surtout l'acide lactique (1 à 2 gr.) qui est en faveur. Mais, d'une manière générale, les alcalins, et surtout la craie préparée, l'eau de chaux, le phosphate de chaux, possèdent une activité bien plus régulière et bien plus fidèle. L'alun, qui est un excellent astringent externe, est, avec raison, peu usité à l'intérieur : car il est très difficile à faire tolérer par l'estomac.

En revanche, le *tannin*, principe actif d'une foule de végétaux, est très employé contre les divers flux morbides et notamment contre la diarrhée. C'est en s'unissant aux albumines qu'il remplit le rôle d'astringent. Le tannin le plus pur est extrait de la noix de galle. On en trouve aussi de grandes quantités dans l'écorce de chêne, la bistorte, la tormentille, la monésia, la grande consoude, la rose rouge, le cynorrhodon, etc., etc... Le *kino*, par son insolubilité, s'adresse surtout, comme astringent, à la portion inférieure du canal intestinal. Le bois de campêche, grâce à son action tannique adoucie, réussit bien contre la diarrhée des phtisiques. La ratanhia et le cachou, puissants astringents, arrêtent les hémorragies internes.

Le tannin du quinquina joue, dans bon nombre de compositions, un rôle décongestif très utile.

L'eau de *roses* et la conserve de roses de Provins sont des astringents anodins ; l'infusion de feuilles de noyer est populaire contre la leucorrhée, etc., etc... C'est au tannin qu'il renferme, que le vieux Bordeaux doit aussi ses propriétés toniques et anti-diarrhéiques,

Le *matico* (feuilles du *piper angustifolium*) agit favorablement contre l'hématurie et la congestion des organes urinaires, grâce aux principes résino-aromatiques et surtout au tannin dont il est imprégné. On le donne à la dose de 30 grammes pour 1 litre d'infusion.

Ingéré avec les aliments, le tannin possède une action reconstituante, décongestive et trophique, fréquemment utilisée dans le traitement rationnel de la phtisie. Il sait modérer les sueurs fatigantes des tuberculeux, diminuer les sécrétions bronchiques, abaisser la température fébrile et ralentir le mouvement dénutritif, si accentué chez ces malades. Il arrête aussi la diarrhée colliquative des poitrinaires. Possède-t-il, en outre, sur le tubercule lui-même, une action spéciale ? Cela me paraît douteux, en dépit de quelques expériences réussies chez des apins.

Le tannin doit être administré à très petites

doses (1 gr. par jour au *maximum* en quatre cachets), si l'on désire obtenir une action sur l'économie en général : car l'excès de tannin s'unit aux albumines des mucus intestinaux et s'élimine, inutilisé, par les matières fécales. Mélangé à deux tiers de phosphate de chaux, le tannin très pur n'occasionne pas de gastralgie : mais lorsqu'on veut le donner à doses fortes, dans l'albuminurie, par exemple, il vaut mieux le prescrire en pilules.

L'extrait de *ratanhia*, qui agit par son tannin, se donne ordinairement en potion antidiarhéique, avec du sirop de coings. Il faut dire que, dans le traitement de la diarrhée, l'eau gommeuse, le mucilage de coings, la crème de riz rendent service à cause de leur action adoucissante et anti-irritative, et aussi parce que ces agents diminuent, par une action purement physique, la liquidité des sécrétions. La diète lactée, la viande crue et surtout le régime sec sont aussi des anti-diarrhéiques négatifs ou *passifs*, en quelque sorte, qui valent bien des médications actives. On ne sait au juste comment guérit l'ipéca, cet admirable médicament de la dysenterie : ce qui est certain, c'est qu'il est nécessaire, pour que sa bienfaisante vertu sur l'intestin se fasse sentir dans toute sa puissance, d'éviter avec soin (par les doses très fractionnées et par l'adjonction du menthol), la production des vomissements ou même d'un état nauséeux trop accentué.

*
* *

Je ne saurais terminer ce chapitre, consacré à la médication astringente et antidiarrhéique, sans dire un mot du traitement rationnel du *choléra*, cette « diarrhée diabolique » selon l'expression indoue, qui commence par où finissent les autres maladies : en cadavérisant le malade[1].

En temps d'épidémie cholérique, on a dit et répété qu'il importe de soigner, dès le début, le moindre dérangement d'intestins : il n'y a pas, alors, de *petite* diarrhée, il n'y a pas de cours de ventre qui soit léger et négligeable. Bien plus, celui qui souffre habituellement des voies digestives doit s'efforcer de suivre un traitement et un régime rationnels : car le choléra prélève son tribut de prédilection sur les sujets dont l'appareil gastro-intestinal, depuis longtemps en mauvais état, offre un terrain propice à la fructification des germes infectieux. N'est-ce point à cause de la fré-

[1] Pour détails sur le choléra, consulter mon ouvrage : *Les Maladies épidémiques*, p. 39 à 77. Voir aussi : *La lutte pour la santé*, par le Dr MONIN.

quence de la dyspepsie chez les adultes, que le choléra frapperait surtout les personnes de vingt-cinq à quarante-cinq ans ? Quoi qu'il en soit, bien loin de faire oublier les maladies chroniques, l'épidémie doit plutôt décider à se soigner, sans retard, tout valétudinaire ordinairement négligent de sa santé, parce qu'il offre, précisément, au fléau régnant, une moindre résistance vitale. Peter l'a dit éloquemment : c'est nous qui dotons les bacilles de leurs propriétés nocives ; « c'est le milieu vivant qui crée la virulence ! » *The sickness the way of the death* (Milton).

La diarrhée du début se soigne, d'ordinaire, par une purgation saline, suivie d'un régime alimentaire dans lequel on évitera les crudités, les fruits, les corps gras, le gibier, les crustacés, le lait et le café au lait, l'alcool, les boissons glacées, les boissons fermentées trop jeunes (le cidre particulièrement) et les eaux minérales trop alcalines. On fuira, surtout, les aliments notoirement indigestes, tels que le melon, les concombres, le boudin, les choux, le bœuf bouilli, etc. On évitera les écarts de régime, les fatigues, les excès de cerveau et de *cervelet*, le refroidissement du ventre, et surtout la dépression du système nerveux par la peur...

La diarrhée persistant, le malade sera tenu

au lit et à la diète : on lui donnera, toutes les deux heures, une cuillerée à soupe d'une potion composée de 200 grammes de julep gommeux, 30 grammes d'élixir parégorique, 10 gr. de salicylate de bismuth et 20 gouttes d'essence de menthe. Si le malade a froid, on stimulera la peau par des frictions énergiques et des sinapisations. En cas de vomissements, on lui donnera, alternativement, par cuillerées à soupe, du champagne frappé et de l'infusion de verveine additionnée de quelques gouttes de rhum et d'éther sulfurique.

Lorsque l'algidité et les crampes sont marquées, on fait des frictions avec un mélange, à parties égales, d'alcool camphré, de teinture de romarin, d'essence de pin et d'essence de wintergreen. Lorsque les évacuations alvines et les vomissements deviennent incessants, on a recours à des irrigations intestinales laudanisées, à de larges onctions de pommade camphrée sur le ventre; à des injections sous-cutanées d'éther : dans deux cas très graves, j'ai employé avec succès, en injections, la teinture éthérée de digitale.

Depuis la découverte du fameux bacille-virgule, qui est censé réfractaire aux milieux acides, on a conseillé l'acide lactique : je ne sache pas que cette médication, pas plus que le salol, le benzo-naphtol, et autres *antiseptiques* actifs, ait montré, jusqu'ici, quelques-uns des avantages indiqués par la théorie. J'aime mieux la potion au chloroforme, qui suspend, au moins, les vomissements; l'acétate d'ammoniaque, qui sollicite une sudation favorable; les grands bains sipanisés, les inhalations d'oxygène et même les injections de morphine. Si l'emploi des acides était véritablement utile, je donnerais plutôt la préférence aux limonades sulfurique et chlorhydrique, beaucoup mieux tolérées par les cholériques que ne l'est l'acide lactique.

Pour réparer les pertes énormes du sang en sérum, il faut adopter la méthode des injections intra-veineuses salino-alcalines, préconisée par Magendie et Lorain, et remise à la mode par le docteur Hayem. J'y ajouterai les lavements aqueux et surtout les boissons abondantes. Que de malades, en dépit des ordonnances sévères des médecins, n'ont guéri que par l'ingestion copieuse d'eau fraiche! Pour moi, je préfère l'infusion de *maté*, qui, non seulement remplace dans l'organisme l'eau expulsée par le tube digestif, mais encore, par ses propriétés excito-nutritives, soutient le cœur et le système nerveux du patient et hâte l'arrivée de la période réactionnelle. (Indiquée nettement dans Hippocrate, la méthode des boissons abondantes et répétées est classique et populaire, de toute antiquité, sur les bords du Gange, berceau sacré d'une sacrée maladie.)

Difficile et longue, la période de réaction se complique parfois de phénomènes typhiques. Elle nécessite l'emploi de la quinine et des altérants, la prescription de l'iode et de l'arsenic, la continuation des stimulants, mais attentivement surveillés dans leur action. On reviendra, très doucettement, à l'alimentation normale par le bouillon, les panades, les œufs à la coque, le vin vieux et le café. S'il survient des phénomènes congestifs, on ne négligera ni les sangsues, ni les ventouses...

Il va sans dire que, comme tous les traitements, celui du choléra demande à être *individualisé,* selon les tempéraments, les périodes, les formes et les symptômes morbides. Je ne saurais citer, ici, toutes les méthodes qui sont rationnelles et efficaces suivant les cas. Cantani, de Naples, vante les lavements chauds au tannin; Récamier ranimait le creux épigastrique en imbibant une flanelle d'essence de térébenthine et la repassant ensuite au fer chaud. D'autres conseillent le lavage de l'estomac, le badigeonnage du ventre au collodion. J'ai triomphé, maintes fois, des vomissements, pendant l'épidémie de 1884, en donnant, toutes les heures, dix gouttes d'un mélange de

20 grammes de teinture de haschisch avec 10 grammes de teinture d'ignatia amara.

Le docteur Chapman (de Londres) applique, pendant la période algide, un sac plein de glace pilée, le long de la colonne vertébrale : la glace est remplacée par de l'eau chaude, pendant la période de réaction. Cette méthode a paru donner, dans certains cas, des cures nespéré es : elle s'adresse aux phénomènes nerveux (hoquet, vomissements, crampes), vraisemblablement liés à un état congestif de la moelle épinière et du grand sympathique. En résolvant le spasme vasculaire qui empêche le sang de circuler et la chaleur animale de se produire, le sac à glace de Chapman *réchauffe* littéralement les malades ; on obtient d'ailleurs, par le drap mouillé et les affusions froides, des résultats sensiblement analogues, A l'hôpital Saint-Antoine, tout cholérique est, dès son entrée, placé, dans un bain à 40° d'une durée d'une demi-heure, répété toutes les deux ou trois heures, dans les cas graves. Il paraît qu'à la suite de cette balnéation systématique, la circulation, les sueurs et les urines se établissent volontiers, pendant que les crampes et l'algidité s'atténuent notablement.

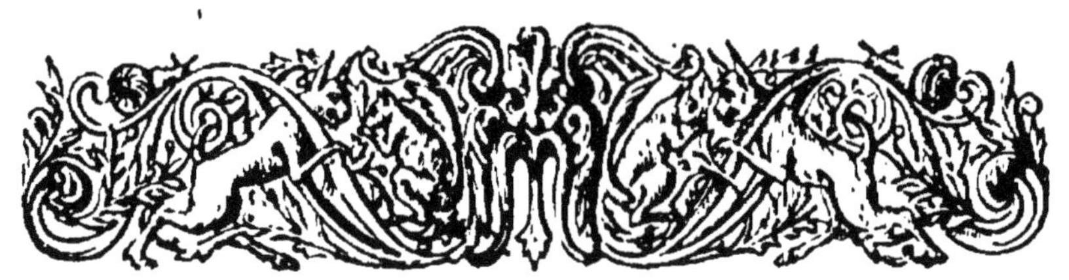

CHAPITRE XXIII

LA MÉDICATION ANTI-ARTHRITIQUE. LES ALCALINS, ETC.

L'ARTHRITISME est un état constitutionnel, souvent héréditaire, qui puise ses origines dans des combustions incomplètes, des transformations nutritives imparfaites de l'économie organique. C'est un vice diathésique qui prédispose surtout au rhumatisme et à la goutte, à la dilatation de l'estomac, aux dégénérescences des veines et des artères. Les obèses, les migraineux, les asthmatiques, les diabétiques, les eczémateux sont fréquemment des arthritiques. L'opinion de nos lecteurs est, d'ailleurs, fixée déjà à cet égard : notre ouvrage *l'Hygiène des Riches* est consacré, pour la plus grande part, à la diathèse arthritique.

Le traitement de l'arthritisme consiste, en général, à éviter tout ce qui est susceptible de ralentir la nutrition et de solliciter l'acte congestif : le froid, l'humidité, la sédentarité ou la fatigue exagérées sont, ainsi, souverainement nuisibles à l'arthritique. Ce malade (ou plutôt ce *candidat à la maladie*) devra, au contraire, rechercher tout ce qui peut accélérer son assimilation languissante, stimuler sa circulation, sa respiration, et en général ses fonctions éliminatrices. C'est ainsi qu'un climat tempéré, un logement au midi, le régime vestimentaire de laine, l'exercice en plein air, lui seront très favorables.

Pour exciter la perspiration de la peau et éviter les éruptions (furonculeuses, acnéiques ou eczémateuses), qui se plaisent si volontiers sur l'arthritique, il faudra lui prescrire l'hydrothérapie et des frictions alcooliques journalières. Pour redresser le vice nutritif, il s'abstiendra des boissons alcooliques; l'alimentation sera plus végétale qu'animale et exempte de ces condiments incendiaires, qui développent exagérément l'appétit (*la gota se cura tapando la boca*); la constipation sera combattue par les lavements, qui offrent l'avantage d'assurer aussi la déplétion hémorroïdaire. Enfin, les troubles digestifs et la langueur nutritive seront combattus, activement et de bonne heure, par une intervention médicale appropriée aux circonstances.

Les plus fidèles médicaments anti-arthritiques sont les *alcalins* et principalement les sels de soude et de lithine : bicarbonate, benzoate et citrate de soude ; carbonate et benzoate de lithine.

Administrés avec prudence, les alcalins sont de merveilleux remèdes et l'on peut dire, rétorquant la phrase célèbre de Trousseau, que l'alcalinophobie a fait autant de mal que la crainte de l'iode ou du mercure.

Les alcalins sont des dissolvants, des diluants et des oxydants. Ils dissolvent les mucus, ils liquéfient la sécrétion biliaire, et suractivent les combustions organiques. C'est en favorisant l'intensité des échanges nutritifs (et notamment l'élimination de l'urée et la solubilisation des urates) que les alcalins sont, par excellence, des anti-arthritiques. Ils brûlent, en quelque sorte, tous les résidus de nos combustions vitales incomplètes, qui encrassent le sang et le tissu conjonctif. Accessoirement, ils concourent à la perfection de l'acte digestif proprement dit, en neutralisant l'action néfaste des acides développés par les fermentations gastro-intestinales. Le bicarbonate de soude est à la diathèse acide ce que la quinine est à l'empoisonnement palustre.

Parmi les alcalins, j'ai dit qu'on employait surtout les sels de soude et de lithine. On néglige, bien à tort, ceux d'ammoniaque, que je tiens pour supérieurs encore, dans un grand nombre de cas, et notamment lorsque l'arthritisme affecte un forme *lymphatique*, qu'exagèrent la soude et la lithine. Quant aux sels de potasse, usités surtout en Angleterre, ils doivent être maniés avec prudence, à cause de leur action paralysante sur le cœur. Les sels de lithine, qui dissolvent merveilleusement les concrétions uriques et réduisent aussi le taux des déchets nutritifs, conviennent principalement au traitement de la goutte et de la gravelle, ainsi que le prouve la mémorable expérience de Garrod.

On les conseille aussi, unis aux arsénicaux, pour le traitement de la forme arthritique du diabète. Malheureusement, la lithine est loin d'être aussi bien tolérée, aussi *amie de l'estomac*, que les sels de soude, bicarbonate et citrate particulièrement. C'est pourquoi elle ne leur a pas encore damé le pion, dans la pratique courante. Il faut toujours administrer la lithine à petites doses (50 centigrammes par jour), et dans un verre d'eau de Seltz artificielle, si l'on veut éviter l'intolérance de l'estomac à son égard.

Un mot du benzoate de soude : je le conseille surtout dans l'asthme arthritique, comme liquéfacteur des sécrétions épaissies des bronches, et dans la disposition marquée aux coliques hépatiques.

Un grand nombre de médicaments s'adressent (on le conçoit) aux incidents de l'arthritisme. C'est ainsi que l'on emploie, avec grand profit, les iodures et la quinine. Je dirai brièvement l'action des salicylates, de l'aconit, du colchique et du gaïac.

L'*acide salicylique* est peut-être la plus grande conquête de la thérapeutique, en ce dernier quart du XIXe siècle qui a vu tant de découvertes. Antifébrile et antiseptique, éliminateur des oxydations incomplètes, sédatif de la douleur : telles sont ses qualités. On emploie habituellement le salicylate de soude, beaucoup mieux toléré que l'acide salicylique. Nul remède ne combat plus efficacement l'élément fluxionnaire, si douloureux, du rhumatisme et de la goutte. Nul n'abrège, d'une manière plus constante, les manifestations aiguës de l'arthritisme...

L'*aconit*, très anciennement connu, nous fournit, comme préparations actives, l'alcoolature de racine fraiche et surtout l'aconitine, si dangereuse qu'on ne l'emploie que par quarts de milligramme. Modificateur puissant du système nerveux, et notamment des extrémités nerveuses, l'aconit possède, de ce chef, un pouvoir *décongestif* hors de pair, qu'il doit à son activité vaso-motrice. On l'utilisera avec avantage contre les congestions pulmonaires et hépatiques, fort communes chez les arthritiques.

Le *colchique* est le purgatif spécifique de la goutte franche. Il paraît, de plus, agir sur le sang en diminuant la formation de l'acide urique. Cette dernière action provient, sans doute, d'un pouvoir électif sur le foie, organe formateur de l'urée. Lorsqu'il existe, dans l'économie, des dépôts uratiques (*tophus articulaires* des goutteux, par exemple), le colchique les dissocie et les élimine, par l'émonctoire rénal autant que par l'intestin. Le colchique constitue, pour cette raison, la base de toutes les panacées anti goutteuses, préconisées par la quatrième page des journaux. C'est, pourtant, un médicament assez actif pour que la prescription en soit réservée au médecin seulement. Tout spécifique à miracles renferme en lui un poison à catastrophes !

Je n'en dirai pas autant du *gaïac*, agent bien inoffensif, ce qui ne signifie point *inactif*. Malgré le discrédit qui a frappé ce vieux médicament (il ne figure plus guère que dans des pastilles contre le mal de gorge), nous affirmons que le gaïac, stimulant, sudorifique et laxatif, réussit fort bien, comme agent d'élimination, chez les arthritiques atoniques. Si le XVIe siècle n'avait pas voulu faire, injustement, du gaïac, l'antidote héroïque de la syphilis, la mode médicale n'aurait point tourné, contre cette ***résine sainte***, au point de refuser toute action thérapeutique au remède des Caraïbes contre la goutte !

CHAPITRE XXIV

LA STRONTIANE ET L'ALBUMINURIE

Grace à des expériences très récentes, faites sur les animaux, on sait aujourd'hui que les sels de strontiane, bien loin d'être des poisons dangereux, exercent sur l'organisme une action des plus favorables à la nutrition et à l'assimilation. M. le Dr Laborde, n'a pas eu de peine à faire disparaître l'injuste suspicion de toxicité, qui pesait sur la strontiane uniquement à cause de son voisinage chimique de la baryte, énergique poison du cœur et du système nerveux. Maintenant, les sels de strontiane, usités seulement, jusqu'ici, dans l'industrie des feux d'artifices (flammes rouges) et (depuis peu) pour le déplâtrage des vins, entrent, par la grande porte, chercher une place dans l'arsenal médicamenteux, hélas ! bien encombré déjà.

On peut, d'ores et déjà, prévoir que cette place sera sérieuse. Les observations faites à l'Hôtel-Dieu et à l'hôpital Cochin s'accordent à montrer, en effet, les sels de strontium (le lactate, le phosphate, le bromure et l'iodure sont les plus usités) fort bien tolérés par l'organisme humain; ils apaisent le trouble des voies digestives, guérissant, en même temps que les fermentations anormales du tube gastro-intestinal, les symptômes de flatulence dont souffrent les dilatés de l'estomac. Le bromure de strontium participe aux propriétés sédatives des bromures, contre l'épilepsie et les névroses, avec cet avantage qu'il est toujours admirablement toléré par l'estomac. L'iodure de strontium, moins irritant que les autres iodures alcalins, se montre aussi actif que ces derniers, pour combattre les accidents de la syphilis, de la scrofule ou de l'arthritisme confirmés.

Mais la propriété la plus curieuse, dévolue aux sels de strontiane, réside dans leur action curative de l'albuminurie. La matière médicale ne renfermait, jusqu'ici, aucun agent susceptible de faire tomber, en quelques jours, à la moitié de son taux primitif, la quantité d'albumine rendue journellement par les malades. Désormais, elle se montrera aussi puissante que dans le diabète, contre lequel nous possédons, déjà, divers agents, capables de réduire rapidement la quantité de sucre urinaire. Les observations de MM. C. Paul, Bucquoy et Beaumetz ne laissent aucun doute à cet égard. J'ai, moi-même, obtenu, ces temps derniers, un succès des plus remarquables avec la strontiane dans un cas d'albuminurie datant de plus de dix ans.

Il est probable que la strontiane agit, dans ces cas, par l'intermédiaire du foie, comme un dépurateur du sang et un adoucissant du rein. Cette action ressemblerait assez à celle de la diète lactée exclusive, dont chacun apprécie, depuis longtemps, l'extrême utilité, dans la maladie qui nous occupe.

Nous l'avons déjà dit [1] bien des fois : tout albuminurique qui ne veut pas se mettre au lait et au régime doux, préférant un régime irritant pour le rein et incendiaire pour le sang, tout malade de ce genre est fatalement condamné à mort. Il peut, au contraire, se prolonger longuement, en épargnant à son foie et à ses reins les fatigues éliminatrices. Les aliments pour lui les plus nuisibles sont : les viandes noires, les fromages forts, le gibier, la charcuterie, le bouillon et les extraits de viande, les

[1] Voir surtout notre *Hygiène des Riches* et notre *Hygiène et médecine journalières*.

poissons de mer, les crustacés et les mollusques.

Les plus inoffensifs sont, *après le lait :* les viandes blanches, la volaille fraîche, le poisson d'eau douce, le porc frais, les œufs frais très cuits (sous formes d'omelettes, d'œufs brouillés, de crèmes, de jaunes d'œufs). Tous les aliments d'origine animale devront, du reste, être constamment très cuits, et exempts de tout condiment et de toute sauce épicée.

L'école allemande, représentée par le berlinois Senator, vante beaucoup le régime végétérien dans le traitement de l'albuminurie. Il est certain que, bien toléré, ce régime rend de vrais services, et qu'il permet l'exécution de ce précepte capital d'hygiène alimentaire : la variété dans les menus. Les végétaux les plus recommandables sont : les purées de haricots ou de lentilles, les crèmes d'orge, de maïs, de riz, d'avoine et de froment, de cacao, les panades, les pâtes (nouilles, macaroni), les épinards, artichauts, chicorée, laitue, compotes de fruits récents, purée d'oignons et de marrons, puddings, etc., etc... Ces aliments sont précieux pour les malades qui ne digèrent pas bien le lait ou qui sont absolument dégoûtés du régime lacté. Quant aux cures de petit lait, de koumyss et de raisin, lorsqu'elles sont bien tolérées et qu'elles améliorent les malades, cela tient, pour une grande part, à la cure d'air qui les accompagne forcément. Pour les boissons, il est indispensable qu'elles soient aussi peu alcooliques que possible : le thé léger très chaud, la bière alsacienne, coupée de moitié eau alcaline, le lait étendu d'eau de chaux, constituent les meilleures boissons, celles qui pourront être, du moins, ingérées, en quantité notable, sans devenir nuisibles. Comme il est indispensable que l'albuminurique introduise (on le sait) beaucoup de sel de cuisine dans son alimentation usuelle, il ne laissera pas d'avoir soif aux repas...

Il est bon de se méfier, chez les brightiques, de tout surmenage thérapeutique ! Mais, à côté de l'alimentation, le fonctionnement actif de la peau constitue le point le plus essentiel du traitement. Le séjour au lit prolongé, les massages, les frictions, les bains sulfureux et d'étuves, joints au régime vestimentaire de laine, aux climats chauds et à l'habitation confortable, permettent souvent d'obtenir des compensations fonctionnelles qui équivalent presque à des guérisons.

Espérons que la médication strontianée, surajoutée à l'hygiène précédente, déjà si active, aidera la médecine à enregistrer, bientôt, quelques bulletins de triomphe, dans un mal qui fut, jusqu'ici, l'*opprobrium artis*. L'auteur de cet ouvrage aurait-il été prophète, lorsqu'à la page 225 de son *Hygiène des riches*, il s'exprimait ainsi : « Il faudrait trouver (contre l'albuminurie) un médicament agissant pour corroborer l'action du lait, c'est-à-dire réalisant le nettoyage du filtre rénal et l'entretien de la perméabilité de ses tubes sécrétoires, dépurateurs jurés du liquide sanguin ? » Il l'espère, sans oser encore l'affirmer. Attendons patiemment de nouvelles expériences et gardons-nous toujours, en médecine, des généralisations prématurées, qui jettent le discrédit sur notre science, plus riche déjà en détracteurs systématiques qu'en croyants passionnés !

CHAPITRE XXV

LA MÉDICATION VERMIFUGE

La prescription des vermifuges varie avec le ver qu'il s'agit d'expulser. A tout seigneur, tout honneur : commençons par le ténia. Les préparations de *fougère mâle* et surtout l'extrait oléo-éthéré, constituent les plus actifs des ténifuges, et peut-être les seuls remèdes efficaces contre le bothriocéphale, le plus résistant des téniadés. Longtemps exploitée comme remède secret, la fougère mâle s'administre en cachets ou en capsules, suivant la méthode de Duncan, consistant à mélanger 1 gramme de calomel avec 12 grammes d'extrait de fougère (le calomel jouant le rôle de purgation expulsive du parasite).

Moins fidèle, l'écorce de *racine de grenadier* se prend en décoction (60 p. 500 d'eau) ; son principe actif, la *pelletiérine*, est plus efficace

(30 à 40 centigr.) mais cause, assez souvent, des phénomènes toxiques, vertiges, nausées, crampes, angoisses, surtout chez les femmes et les enfants.

Les semences de *citrouille* ou de potiron, signalées déjà dans Pline, sont d'assez bons ténifuges, aux doses de 50 à 60 grammes. Les écorces de *moussena* et de *dadigogo* sont employées, avec succès, au continent noir. Il en est de même des fleurs de *kousso*, populaires en Abyssinie, cette terre d'élite pour les ténias. Les Indiens affectés de ver solitaire mangent, à jeun, le lait et la pulpe d'une noix de coco. Tous ces remèdes exotiques, bons dans leurs pays d'origine, nous arrivent dans un état d'ancienneté qui diminue sensiblement leurs propriétés médicamenteuses. Leur prix est, d'ailleurs, élevé. Le kousso, dont la valeur ténicide est indéniable, présente un goût nauséeux et répugnant, qui a fait obstacle à l'acclimatation de cette rosacée dans l'arsenal des drogues destinées aux estomacs civilisés. Moins désagréable, à coup sûr, mais moins active aussi, est la poudre de *kamala*. Je signalerai enfin, comme des ténifuges fort infidèles : les capsules d'éther et de chloroforme, le thymol, l'embélate d'ammoniaque, retiré d'un [illegible] des Indes orientales.

Quant aux *vermifuges* inutiles ou dangereux,

conseillés par la tradition médicale contre les ascarides ou les oxyures, il me faudrait plusieurs colonnes pour les énumérer tous. J'indiquerai seulement, pour qu'on n'y ait point recours : les essences d'amandes amères et de térébenthine, l'oxyde noir de cuivre, les préparations d'étain, si en honneur au temps de Théophraste Renaudot ; l'écorce de mûrier noir, le fiel de bœuf, l'absinthe [1], l'ail, la valériane, l'asa fœtida, l'andira des Antilles, l'huile de croton, la gomme gutte, etc. Tous les purgatifs, tous les amers, tous les aromatiques sont, en général, hostiles aux vers intestinaux. Il ne s'ensuit point que ce soient des remèdes toujours sûrs à diriger contre ces hôtes incommodes et dangereux, principalement lorsqu'il s'agit (fait commun) de la médecine infantile.

Parmi les purgatifs, il en est, toutefois, qui possèdent, contre les vers, une action élective incontestable. Je citerai surtout l'écorce de *cascara sagrada*, dont le principe résinoïde, amer et laxatif, réussit très bien chez les enfants possesseurs de lombrics : une cuillerée à café d'ex-

[1] Absinthe conforte les nerfs :
Est bonne aussi contre les vers.
(*Ecole de Salerne.*)

(C'est l'absinthe maritime qui est surtout préconisée, la grande absinthe étant simplement amère et stomachique.)

trait fluide de cascara, le matin au lever, sera ainsi prescrite dans les états gastro-intestinaux avec suspicion de parasitisme duodénal. Le *calomel* est un vermicide plus fidèle et j'estime, pour cette raison, que ce remède ne sera jamais assez populaire, comme purgatif, dans la médecine de l'enfance. On peut prescrire, le matin à jeun, 2 à 3 pastilles de calomel à 5 cen-grammes.

Les poudres et les infusions de *mousse de Corse*, d'aurone, de tanaisie ; le lactate de strontiane, le camphre, etc., réussissent aussi, parfois. Mais le meilleur remède à diriger contre les *ascarides lombricoïdes* (ces vers, analogues aux vers de terre, qui se plaisent à vivre, en groupes, dans les jeunes intestins), le meilleur remède, dis-je, est le *semen-contra* (sous-entendu *vermes*) ou plutôt la *santonine*, son principe actif. Le *semen-contra* n'est pas une graine ; c'est un bouton de fleur d'un genre d'armoise, originaire du Turkestan. On a eu tort, depuis la découverte de la santonine, de renoncer à employer la plante mère, qui est suffisamment active et dénuée d'inconvénients.

La *santonine*, principe actif cristallisé du *semen-contra*, doit être donnée aux doses maxima de 10 à 15 centigrammes chez les enfants, 25 à 30 chez les adultes. Lorsque les doses sont un peu fortes, on assiste, une ou deux heures après leur administration, à un phénomène des plus étranges : les objets extérieurs prennent, pour le sujet, une teinte jaune particulière, parfois une teinte rouge ou verte : *xanthopsie* passagère, du reste, et qui semble due à une action spéciale sur la rétine. La santonine est, en effet, un poison du système nerveux, dont les effets se localisent surtout sur les nerfs craniens et sur l'encéphale.

Lorsqu'on a reconnu (par certains symptômes sur lesquels je n'ai pas à m'étendre, et surtout par l'examen des excrétions alvines), la présence des vers ascarides chez un enfant ou chez un adulte, le meilleur traitement consiste à administrer, tous les deux matins, un mélange de 5 centigrammes de santonine et 5 centigrammes de calomel.

Contre les ascarides, les lavements sont illusoires, parce que cette variété de parasites élit domicile, presque toujours, au delà de la valvule de Bauhin, barrière des apothicaires. C'est le contraire pour les *oxyures*, ces petits fils blancs de 1 à 4 millimètres, qui se plaisent à choisir le rectum comme lieu de leurs ébats. Les meilleurs lavements contre les oxyures sont ceux d'eau de savon phéniquée au centième; d'infusion de tanaisie, sucrée ou salée ; les petits clystères avec 10 grammes d'huile de foie de morue et 10 grammes de glycérine. Il est bon de prescrire aussi, concurremment, les prises de calomel et santonine, formulées plus haut pour les ascarides.

Le lymphatisme est le terrain ou plutôt le fumier qui favorise la pullulation vermineuse : aussi, faut-il toujours soumettre à la médication reconstituante et tonique les personnes sujettes à héberger ces tristes hôtes intestinaux. On leur conseillera de s'abstenir des crudités et de nettoyer avec soin, avant de les manger, les végétaux ou fruits suspects d'avoir subi le contact de la terre. La filtration des eaux de boisson s'impose, enfin, à tous, à la campagne comme à la ville. Car personne ne croit plus aujourd'hui, à la doctrine de l'*helmintiasis* ou génération spontanée des vers. L'origine de tous ces parasites est dans nos *ingesta*. Un enfant exclusivement nourri au sein n'a point de vers.

Pour éviter le ténia, la seule méthode consiste à bien faire cuire toutes les viandes et poissons, et à renoncer à l'usage de la viande crue et du sang. Ces prescriptions d'hygiène ne sont pas neuves, puisqu'elles ont été édictées par Susruta, Moïse, Zoroastre, Mahomet et tous les législateurs des peuples. Ce sont les viandes et les poissons mal cuits, ou bien la promiscuité d'existence avec certains animaux (chiens, chats) capables de souiller les aliments, que nous devons envisager, exclusivement, comme les causes du ténia. Ce sont précisément les bêtes nourries d'aliments de rebut et d'eaux des mares qui doivent nous être les plus suspectes : le canard et le cochon, ces chiffonniers de nos fermes (Bordier) sont aussi fréquemment *vermineux* que le bipède à crochets célébré en drame par défunt Félix Pyat.

CHAPITRE XXVI

LA MÉDICATION SOMNIFÈRE

« De l'écheveau emmêlé de nos maux, a dit Shakespeare, le délicieux sommeil fait une pelote unie... » Moins poétiquement, le sommeil est le grand réparateur organique : à l'homme sain comme au malade, il verse l'oubli de ses misères et de ses douleurs, c'est le *balsamum vitæ* par excellence, la plus heureuse de toutes les fonctions, « les veilles n'étant, comme l'a très bien dit Volney, qu'une fausse arithmétique du temps ». J'ai décrit dans mon *Hygiène des Riches*, l'art de bien dormir, la disposition sanitaire du lit et de la chambre à coucher, l'hygiène de la nuit, en un mot. Aujourd'hui, je veux passer, brièvement, en revue, les agents médicamenteux usités contre le symptôme *insomnie*. Toutefois, avant de recourir à ces agents, disons encore qu'il faut toujours chercher à lutter contre l'absence du sommeil en remontant, d'abord, aux causes de l'insomnie. S'il s'agit de mauvaises digestions, on traitera l'estomac; on conseillera au dyspeptique de dormir couché sur le côté droit : s'il s'agit de troubles du cœur ou des poumons, on maintiendra la tête haute; chez les anémiques, la tête sera basse, etc... Bref, avant de puiser dans l'arsenal pharmaceutique, on fera bien de recourir, d'abord, à la médecine du bon sens et des petits moyens exempts de tout danger. C'est ainsi, que, chez certains pléthoriques en proie à l'insomnie, le grand air des champs consume une activité superflue et devient alors sédatif. Comme disaient les anciens, *sanguis sommiferus, aer somniferum.*

L'emploi des narcotiques demande, de la part du médecin, un grand discernement pratique. Pour fixer les idées, je diviserai en trois principales les sources les plus communes de l'insomnie : la douleur; l'énervement ou irritation nerveuse physique mal définie; et enfin l'action purement morale ou mentale.

Contre la douleur, le remède le plus puissant est dans l'opium ou dans ses alcaloïdes soporifiques : morphine, codéine, narcéine (il faut savoir qu'on a découvert, dans l'opium, plus de vingt alcaloïdes différents et que, seuls, ces trois-là possèdent le pouvoir narcotique).

« Larmes du pavot, » c'est-à-dire suc épaissi du *papaver somniferum*, l'opium était usité, en Égypte et en Asie, dès les temps les plus reculés. Les poètes avaient dédié à Cérès le *pharmacon népenthès*, comme pour consoler l'inconsolable douleur de la mère, à laquelle Pluton avait ravi, si tragiquement, sa fille Proserpine. L'opium de Smyrne, qui titre environ 10 p. 100 de morphine, est, aujourd'hui, le plus estimé en pharmacie. On prépare avec lui un extrait qui s'administre à la dose moyenne de 5 centigrammes, la morphine se donnant à 1 centigramme, la codéine et la narcéine à 10 centigrammes.

« Le meilleur contrepoison de l'opium, c'est la douleur, » a dit excellemment H. Huchard. Il est certain qu'on peut, sans danger, arriver à de très hautes doses, lorsque la médication opiacée s'impose pour calmer la souffrance. Il faut, toutefois, excepter de cette règle ceux de nos maux qui nécessitent l'emploi de la médication révulsive : « *dolor amarissimum naturæ remedium* » (Celse).

C'est, sans doute, à la faveur d'un état congestif des centres nerveux, que les préparations opiacées sollicitent le sommeil : aussi doit-on, chez les enfants, les vieillards et les congestifs, être fort réservé sur leur emploi. L'opium est un merveilleux sédatif de la toux et de l'oppression dyspnéique; un véritable spécifique des irritations intestinales et péritonéales : ce qui faisait dire à Galien qu'il est l'*ami du ventre*. Il provoque la constipation en tarissant les sécrétions viscérales et probablement aussi en augmentant la perspiration cutanée: tout le monde sait les effets héroïques de la poudre de Dower, préparation à base d'opium, contre la courbature et le rhumatisme musculaire. Ces effets sont dus surtout à l'action sudorifique de l'opium.

Dans les violentes douleurs du rhumatisme articulaire, l'union de l'opium et du salicylate de soude produit des effets analgésiques enchanteurs.

Le laudanum ou vin d'opium composé, le sirop diacode, les pilules de cynoglosse, la thériaque, le diascordium, les gouttes noires, l'élixir parégorique, etc., etc..., sont des préparations opiacées également fort employées. On peut toujours répéter la phrase enthousiaste que Sylvius de le Boë consacrait jadis à l'opium : « Praxim medicam exercere nollem, si carerem opio ! »

Le sommeil provoqué par l'opium est suivi d'empâtement et de torpeur. Il faut savoir qu'avec de trop faibles doses, on risque plutôt d'exciter les centres nerveux ; il faut se souvenir que l'accoutumance organique s'établit très aisément pour l'opium, et surtout pour la morphine. Ces deux lois thérapeutiques nous donneront raison des étranges abus et des intoxications causées par l'opiophagie et le morphinisme. La morphine est plus dangereuse encore, d'ailleurs, en injections sous-cutanées que lorsqu'elle est administrée par la bouche. Nos lecteurs se reporteront, pour cette question au chapitre suivant et consulteront nos nombreux écrits sur la morphinomanie[1].

A côté de l'opium, jetons un regard sur les *solanées,* qui ne méritent guère (sauf peut-être le tabac, fumé à doses modérées) la traduction épithétique de *consolatrices* que leur accolait Michelet. La belladone, la jusquiame et le datura ou stramoine, possèdent les graves inconvénients de donner lieu à un sommeil stupide, entrecoupé de hideux cauchemars ; de dessécher la gorge et de troubler la vision en dilatant la pupille, etc... L'*atropine*, alcaloïde de la belladone, est fort usité, pour cette dernière raison, en oculistique, sous forme de collyres. Administrée, à l'intérieur, à la dose de 1/2 milligramme, le soir, elle combat très bien les sueurs des phtisiques, causes fréquentes de l'insomnie chez ces malades. A cet égard, et sous d'autres rapports même, il y a un évident

[1] Voir surtout : *Misères nerveuses* et l'*Hygiène des Riches.*

antagonisme entre l'opium et la belladone : cette dernière ne relâche-t-elle pas l'intestin, ne diminue-t-elle point l'expectoration, etc. ?

Pour en finir avec les narcotiques dolorifuges, je signalerai l'antipyrine, utile dans certaines névralgies, ainsi que l'aconit, opium du grand sympathique (Maurin). Contre les affreuses douleurs fulgurantes de l'ataxie, j'ai eu lieu de me louer, plusieurs fois, de l'hyosciamine, alcaloïde de la jusquiame.

Pour combattre l'irritation nerveuse générale et engourdir la sensibilité exagérée, rien ne vaut le *chloral*, à la dose moyenne d'un gramme ; il est précieux, en lavements, contre l'insomnie des enfants et des dyspeptiques.

L'*hypnol* est un mélange de chloral de d'antipyrine, qui suscite très bien le sommeil chez les névropathes, à la dose de 1 à 3 grammes. Mais les véritables sédatifs du système nerveux cérébro-spinal sont les bromures alcalins, ce « pain quotidien » des épileptiques et des hystériques, dont la réaction calmante et curative est si remarquablement éloquente.

Le haschisch ou chanvre indien guérit les migraines et l'insomnie liées aux troubles digestifs, cardiaques et utérins. Le *sulfonal*, recommandé chez les aliénés, a les avantages de ses inconvénients : action très lente, mais qui se prolonge longtemps. L'activité de ces nouveaux narcotiques, la *paraldéhyde*, l'*uréthane* et l'*hypnone*, est assurément moins fidèle : ces agents se distinguent, toutefois, par leur innocuité sur le cœur : on peut les réserver pour les cas où les organes de la circulation et de la respiration contre-indiquent, par leurs lésions, l'emploi du chloral ou de l'opium.

Lorsque l'insomnie est due à une cause purement morale (inquiétude, surmenage intellectuel), on évitera, le soir, toute tension cérébrale ; on renoncera au thé, au café, au tabac ; on évitera les spectacles, les discussions, les dîners en ville. Avec quelques frictions alcooliques, le soir, et l'usage matinal du *tub*, on retrouvera presque toujours le sommeil perdu. Je repousse absolument, dans ces cas, l'emploi de l'opium, qui entretient, durant le sommeil, le travail congestif du cerveau et prépare au nerveux un réveil nauséeux et désagréable. En cas d'insuccès du traitement hygiénique précédent, je m'en tiens au lavement de chloral et au bromure à l'intérieur.

Contre l'insomnie des morphinomanes, Schmidt, à Heidelberg et Guimbail, à Paris, conseillent les injections sous-cutanées de phosphate de codéine, à la fois calmantes et toniques.

Unir, dans une même potion, les effets de plusieurs hypnotiques, constitue une excellente pratique. L'association du chloral, de l'opium et des bromures ; celle du haschisch et de la jusquiame rendent surtout de grands services en vertu de ce théorème de Fordyce : une combinaison de remèdes similaires produit un effet plus prompt, plus certain et plus considérable qu'une dose équivalente d'un remède ou d'une substance unique.

Si les reins sont malades (*albuminurie*) ou si l'on a des doutes sur la perméabilité de ce filtre-émonctoire (goutteux, vieillards), il faudra redouter les accumulations médicamenteuses et ne donner que de faibles doses, prudemment espacées. Chez les enfants, on préférera le chloral et la codéine à l'opium, et surtout à la morphine, dont les dangers sont aussi grands au premier âge que l'accoutumance est facile et redoutable chez l'adulte.

En résumé, le sommeil provoqué doit se rapprocher, le plus possible, du sommeil naturel : il doit être le baume et non le poison de la vitalité organique... *Somnus labor visceribus* (Hippocr.). — C'est pour cette raison qu'il doit être non un débilitant, mais un accumulateur de forces, lorsqu'il se tient dans les lois de la physiologie.

CHAPITRE XXVII

UN MOT SUR LES ABUS DES OPIACÉS

L'opiophagie a pris, certainement, naissance chez les Arabes : mais actuellement, elle n'est plus très répandue dans l'Islam, sauf pour la secte, bien connue, des *Thériakis*. Cette pratique est surtout indienne : sur 258 millions d'habitants, l'Inde compte actuellement plus de 20 millions d'opiophages ou de fumeurs d'opium. L'opiomanie sévit aussi sur les Indes Néerlandaises. En Chine, la consommation de l'opium en pipes est très considérable et les habitudes chinoises se sont, peu à peu, répandues en Cochinchine, au Tonkin, au Japon, en Californie, aux États-Unis, au Canada, au Pérou, en Australie, etc., partout enfin où ont pénétré des coolies chinois : car les mauvaises habitudes sont, hélas ! bien plus contagieuses que les bonnes.

En Europe, on voit la pratique de l'opiophagie naître, en Angleterre, avec le fameux livre de Thomas de Quincey « *Confessions d'un mangeur d'opium* », ouvrage que notre Baudelaire qualifie d'incomparable. Mais l'opiophagie n'a jamais pris, en Occident, de notables proportions : elle y reste, si l'on peut dire, à l'état *sporadique*. Nous lui avons, malheureusement, depuis une vingtaine d'années, substitué la morphinomanie, qui est, à coup sûr, la forme, de beaucoup, la plus grave et la plus funeste des trois abus de l'opium [1].

Le Dr E. Martin a fait le diagnostic différentiel, bien étudié, des trois formes d'empoisonnement opiacé. L'*injection de morphine* cause, d'abord, l'euphorie, c'est-à-dire le réveil des énergies physico-mentales. Cet état ne tarde pas, avec l'habitude de la seringue de Pravaz, à faire place à la prostration et à la déchéance. Bientôt, les hallucinations visuelles, les frayeurs terrifiantes, la lypémanie, parfois même la fureur homicide caractérisent la *morphinomanie*. Mais, dans ces états psychopathiques, il importe de faire la part de la prédisposition mentale ; la plupart des morphinomanes sont, en effet, des dégénérés héréditaires, des *déséquilibrés*, tout

[1] Consulter, sur cette question, mes deux ouvrages : *Misères nerveuses* et l'*Hygiène des riches*.

au moins. Un grand nombre souffrent, déjà, d'affections qui portent, volontiers, sur les centres nerveux, leurs funestes effets : phtisie, albuminurie, cardiopathies, diabète, névroses, ataxie, etc., et ces affections servent même, la plupart du temps, d'origine et de prétexte aux habitudes toxiques. Ce qui caractérise, enfin, la morphinomanie, c'est l'esclavage tyrannique où elle tient ses victimes ; ce sont les supplices endurés, si l'on supprime momentanément le poison et les accidents menaçants et graves, qui peuvent suivre cette suppression.

L'*opiophagie* est infiniment moins dangereuse, lorsque, toutefois, elle ne transgresse pas certaines limites. Le Dr Martin nous rappelle que, des six alcaloïdes principaux contenus dans l'opium, trois sont hypnotiques (morphine, codéine, narcéine) et trois convulsivants (thébaïne, papavérine, narcotine). Or, il semble que, dans l'opiophagie, l'action des convulsivants domine : ce qui, évidemment, ne saurait exister dans le morphinisme. L'opiophagie est, à coup sûr, une intoxication : mais elle est très compatible avec une santé relative et capable de concilier une sorte de *mithridatisme*, sans raccourcir sensiblement l'existence de ses adeptes.

L'habitude de fumer l'opium est encore la forme la moins grave de l'empoisonnement :

bien que la maigreur, la pâleur, la démarche chancelante, l'impuissance, les névralgies, la constipation opiniâtre, etc., caractérisent, ordinairement, les fumeurs d'opium ; il est rare qu'ils succombent, comme on l'a prétendu, au délire, à la paralysie[1]. L'opium produit, en somme, quel que soit son mode d'administration, une sorte d'état cataleptique de la nutrition générale, qui peut affecter une forme grave, une forme moyenne ou une forme bénigne.

La tyrannie étrange exercée par l'opium se retrouve chez les animaux (porcs, chevaux, abeilles, chats, singes, etc.), habitués à ce poison. Les Cambodgiens disent qu'avec la fumée d'opium, on domestique les animaux les plus sauvages.

L'opium est un tonique *anexosmotique*, c'est-à-dire diminuant l'activité des sécrétions et des déperditions organiques : à dose modérée, il stimule les centres nerveux ; mais son abus frappe l'estomac de déchéance et compromet la nutrition.

Les expériences de laboratoire instituées par le Dr Martin prouvent que la fumée du *chandoo* (ou opium à fumer de bonne qualité) n'apporte

[1] *L'opium. Ses abus. Mangeurs et fumeurs d'opium*, par le Dr E. MARTIN, ancien médecin de la Légation de France à Pékin. — Préface de H. MOISSAN, de l'Institut. Paris, 1893.

aux poumons qu'une minime quantité de morphine et des essences parfumées assez agréables. Les accidents produits par la pipe d'opium doivent être mis sur le compte du pyrrol, de l'acétone et des bases hydropyridiques, beaucoup plus dangereuses que l'acide prussique et la nicotine. Pour se soustraire à l'action de ces produits, il suffit que la température de la pipe ne s'élève pas à plus de 250° C. et que le chandoo soit de bonne qualité.

CHAPITRE XXVIII

LA MÉDICATION ANTISPASMODIQUE
LES BROMURES

On nomme *antispasmodiques* les agents médicamenteux capables de modérer les spasmes et de calmer l'agitation nerveuse; d'apaiser les désordres du cœur et du cerveau; de mettre fin à l'excitation musculaire. Il faut remarquer que certains sédatifs du système nerveux agissent fort bien par la simple odoration de leurs principes volatils; c'est ainsi que les éthers, certaines essences, le camphre, le musc, etc..., sont trop négligés, crois-je, en inhalations, contre les incidents spasmodiques du nervosisme. Ils peuvent, dans bien des cas, rendre des services curatifs, dénués de toute offense envers l'estomac.

C'est ainsi que le *nitrite d'amyle*, respiré à la dose de quelques gouttés, sur le coin d'un mouchoir, calme les spasmes du cœur, en dilatant les vaisseaux et sauve d'une mort certaine les malades en proie à la terrible angine de poitrine. Moins héroïque, la *pyridine* (produit de la distillation sèche des matières organiques) diminue la convulsion respiratoire des asthmatiques qui en inhalent les vapeurs (une cuiller à café dans une soucoupe d'eau bouillante).

Le *camphre*, huile volatile concrète d'une laurinée, calme principalement le délire fébrile et les spasmes génito-urinaires. On ne l'emploie plus guère que comme résolutif externe, sous les formes d'eau sédative, d'alcool, d'huile et pommade camphrés. Le camphre a été introduit dans la matière médicale par les Arabes. En voulant en faire une panacée universelle, Raspail a singulièrement nui à son emploi interne, d'ailleurs assez infidèle. A la dose de 3 ou 4 grammes, on l'a vu, du reste, provoquer de l'anxiété, des syncopes, de l'algidité et d'autres phénomènes toxiques. Le bromure de camphre également est un sédatif nerveux peu fidèle. Le menthol et l'eucalyptol sont, enfin, des camphres spéciaux, qui s'adressent surtout à l'appareil respiratoire.

Le *lupulin*, principe actif du houblon, est un bon calmant génital : un oreiller bourré de cônes de houblon est un remède anciennement populaire et assez actif contre certaines insomnies.

L'acide *prussique* ou cyanhydrique est un antispasmodique dangereux à manier : c'est à lui que l'*eau de laurier-cerise* paraît redevable de ses propriétés anodines contre les toux nerveuses. Cet hydrolat contient de 6 à 7 centigrammes (pour 100 grammes) d'acide prussique et sert souvent de véhicule conservateur aux injections de morphine.

La plupart des gommes-résines sont douées d'un pouvoir calmant : la gomme-ammoniaque, le galbanum et le sagapénum principalement. L'asa fœtida, qui, par son odeur alliacée nauséabonde, a mérité le gaulois surnom de *stercus diaboli*, représente un remède précieux contre le tympanisme et les accidents nerveux viscéraux de l'âge critique : on ne saurait guère, toutefois, le faire accepter qu'en lavements. Et pourtant les Persans le vantent comme condiment culinaire !

Le *viburnum prunifolium* (2 à 10 grammes d'extrait fluide) possède une action élective sur l'utérus : il calme les tranchées de l'accouchement et régularise très bien les époques. C'est un sédatif excellent du muscle utérin.

Le *musc*, qui n'est qu'une sécrétion préputiale d'une variété de chevrotain, est un calmant congestif extrêmement utile dans l'hystérie, les paralysies respiratoires, les accidents adynamiques des fièvres graves. Malheureusement, c'est un remède cher, très falsifié et qui n'agit bien qu'à haute dose (2 à 4 grammes). Le *castoréum*, sécrétion analogue du castor, possède des propriétés similaires, mais plus spécialement sédatives des névroses viscérales : j'en fais grand cas, pour ma part, dans le traitement si difficile de l'hypocondrie.

Le *lactucarium*, suc épaissi de la *laitue gigantesque*, est bon contre les troubles respiratoires des enfants. La *vanille* apaise les gastralgies des jeunes filles. La *valériane*, qui possède une si repoussante odeur d'urine de chat, calme fort bien la plupart des états convulsifs des jeunes femmes délicates : on la prescrit avec succès contre les attaques de nerfs, les palpitations, l'irritabilité. C'est, enfin, le meilleur remède de la *polyurie* (diabète insipide ou non sucré). C'est un tort de substituer les valérianates aux préparations de la plante (teinture, extrait, infusion) : car les propriétés antispasmodiques de la valériane tiennent surtout à son huile essentielle aromatique, sédative des spasmes nerveux.

Le *bromure de potassium* est le roi de la médication antispasmodique et la découverte du brome par Balard (1826) l'une des plus grandes dont la médecine moderne puisse s'enorgueillir[1]. Le bromure n'est-il pas le spécifique de

[1] La découverte du brome fit tant de bruit que l'on a pu dire assez plaisamment : « Ce n'est pas Balard qui a décou-

l'épilepsie, ce type perfectionné de la névrose convulsivante? Administré à doses progressives et régulières chez les épileptiques, ce remède est le seul capable d'enrayer les crises les plus violentes (et si l'on a soin de ne pas abandonner trop tôt la médication, il peut parfois réaliser la guérison radicale du « mal sacré », naguère envisagée comme un miracle au-dessus des forces de la science!).

Tous les bromures apaisent le système nerveux en calmant l'éréthisme circulatoire : ce sont des sédatifs *décongestifs*. Mais c'est surtout le bromure de potassium qui sait faire contracter les vaisseaux, régulariser l'action du cœur, apaiser l'excitation des centres nerveux et concilier, doucement, le sommeil. C'est aussi ce bromure alcalin qui doit être envisagé comme « le pain quotidien de l'épileptique », suivant la forte pensée de notre regretté maître Legrand du Saulle.

Mais il faut bien savoir que, même à doses moyennes (3 à 6 gr. par jour), le bromure de potassium cause, parfois, la gastralgie et la diarrhée, et que, s'il apaise la sensibilité morbide, c'est souvent au détriment de la sensibilité physiologique. Son usage prolongé dimi-

vert le brome, c'est le brome qui a découvert Balard! » Le brome a été employé pur comme caustique dans la diphtérie et succédané de l'iode.

nue assurément la mémoire et la vivacité intellectuelle; il émascule les fonctions génitales (remède très efficace contre le satyriasis, la nymphomanie, la folie érotique), il affaiblit et déprime les forces musculaires... Administré à fortes doses (8 à 15 gr.) il peut provoquer, même, une dépression grave : ces doses ne paralysent-elles pas le train de derrière aux chiens qui servent dans les expériences de laboratoire? Enfin, les bromures s'éliminent, rapidement, par l'haleine, qui devient fétide, et par la peau, qui se couvre d'éruptions d'acné, de furoncles et d'érythèmes.

Quelques doses d'arsenic et de benzonaphtol préviennent généralement ces accidents d'élimination, communs chez les épileptiques. Exempts d'iodures, les bromures sont, d'ailleurs, beaucoup mieux tolérés par la peau.

Un à deux grammes de bromure, administrés de temps à autre, dans un peu de bière ou dans du sirop de quinquina, constituent le sédatif le plus précieux contre les névroses émotives, l'insomnie due aux inquiétudes morales et aux travaux exagérés de l'esprit, l'irritabilité de caractère qui afflige si volontiers les goutteux... et surtout leur entourage, les illusions et hallucinations dues à la grossesse, à l'alcoolisme. C'est à la faveur de son activité décongestive sur les centres nerveux, que l'on voit le bromure potassique dissiper aussi les rêves pénibles, les cauchemars habituels et ces odieuses terreurs nocturnes, dont les enfants énervés sont assez coutumiers. Dans toutes les affections, du reste, où prime un élément convulsif (les toux nerveuses, la coqueluche, les laryngites striduleuses, la chorée, les névralgies, les vomissements nerveux, l'asthme spasmodique, etc.), ce médicament domine, de beaucoup, la plupart des autres indications de traitement.

A côté du bromure de potassium, qui semble doué, au plus haut degré (grâce au potassium, sa base), de l'action constrictive sur les vaisseaux, ce sont les bromures de sodium et d'ammonium que l'on emploie le plus couramment. Celui de sodium semble moins irritant pour l'estomac ; celui d'ammonium, moins débilitant pour le cerveau. Aussi aime-t-on, aujourd'hui, à associer les trois bromures, pour obtenir une préparation *polybromurée*, à la fois active et bien tolérée du tube digestif.

Le bromure de calcium (25 à 50 centigr.) doit être préféré chez les enfants (troubles nerveux de la dentition). Le bromure de lithium est excellent contre les névralgies et névroses arthritiques ; celui d'arsenic rend de grands services dans le diabète nerveux ; celui de strontium, enfin, est, de tous les bromures, le plus ami de l'estomac : je le donne, journellement, pour ma part, lorsque j'ai à lutter contre des symptômes nerveux émanant de cet organe.

Le haschisch ou chanvre indien est plutôt un stimulant psychique qu'un antispasmodique véritable. Toutefois, c'est un bon calmant des douleurs d'estomac et d'intestin, surtout chez les neurasthéniques et les hypocondriaques. Dans la manie aiguë et le délirium tremens, il rend aussi des services. Le haschisch, mentionné déjà dans Hérodote, a été apprécié, de toute antiquité, pour ses propriétés nervines exhilarantes et surtout pour les hallucinations optimistes et érotiques qu'il détermine. On emploie, comme préparations : l'extrait gras (5 à 50 centigr.) ; la teinture (20 à 50 gouttes) et le tannate de cannabine (10 centigr. à 1 gr.).

S'il est rare de guérir, dans la plupart des névropathies, il est, hélas ! toujours urgent de soulager... Le médecin ne saurait être trop armé contre les souffrances des nerfs [1] : il ne saurait trop prendre pour devise, dans son action : « *cito, tuto et jucunde* », cet idéal éternel de l'intervention curative...

[1] Voir Dr E. Monin : *Misères nerveuses* (4e édition). Ollendorff, éditeur.

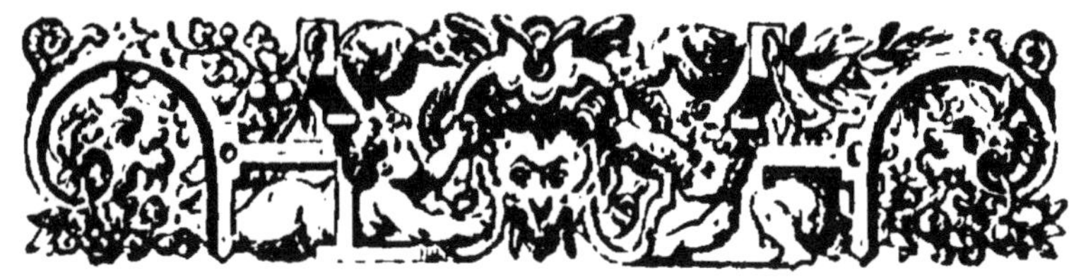

CHAPITRE XXIX

LES ANESTHÉSIQUES

Les anesthésiques sont ces agents, précieux autant que redoutables, qui entraînent la perte, partielle ou totale, de la sensibilité. On a, parfois, réussi, par la simple action morale de la suggestion hypnotique, à déterminer l'anesthésie la plus complète. Mais ce mode d'anesthésie ne saurait être qu'exceptionnel : jamais il ne constituera une méthode véritable. Les alcools et les aldéhydes, le sulfure de carbone et un grand nombre de gaz asphyxiants, sont également capables de déterminer, d'une manière plus ou moins commode ou dangereuse, l'insensibilité à la douleur.

Le *protoxyde d'azote*, découvert au commencement du siècle, par Humphry Davy, qui lui donna le surnom de *gaz hilarant*, marque, véritablement, les débuts scientifiques de l'anesthésie chirurgicale. Employé surtout par les dentistes, parce que son action, fort courte, ne permet guère que de rapides opérations, le protoxyde d'azote agit, en somme, par asphyxie, en empêchant le vivifiant oxygène de parvenir aux centres nerveux. Bien manié, toutefois, le gaz hilarant ne cause que très rarement des accidents graves.

C'est depuis l'emploi de l'éther (Wells, 1844), et du chloroforme (Simpson, 1847), que s'est ouverte l'ère bénie de l'anesthésie rationnelle. Si l'on songe à l'effroi manifesté, jadis, en face des opérations, par les malades et les blessés les plus stoïques ; si l'on se représente les difficultés opératoires des chirurgiens de la première moitié de ce siècle, on reste convaincu que, sans l'anesthésie, le plus grand nombre des découvertes dont s'honore aujourd'hui l'art chirurgical seraient demeurées lettre morte. L'anesthésie atténue, ainsi, le choc péritonéal : et, comme le dit Gubler, sans le chloroforme, nulle ovariotomie n'aurait peut-être jamais réussi. La découverte des anesthésiques eut, surtout, pour résultat de supprimer la chirurgie rapide à l'excès, de permettre les opérations les plus minutieuses et d'atténuer singulièrement les périls du *shock* nerveux opératoire. Lorsque l'on constate, dis-je dans l'un de mes derniers livres, *la Lutte pour la santé*, que les promoteurs de l'éther et du chloroforme, les vainqueurs de cette hydre, la douleur humaine, n'ont point de statues, le grand public ignorant jusqu'aux noms de ces bienfaiteurs, on est édifié, n'est-il pas vrai ? sur la justice de ce monde. Paris s'honorerait, à coup sûr, en élevant à Wells et à Simpson un monument, sur le socle duquel on pourrait inscrire cette belle parole d'Hippocrate : « *Divinum est opus sedare dolorem.* »

Avant l'invention des anesthésiques, lorsqu'on avait à lutter contre l'action musculaire, dans la réduction des luxations, par exemple, on avait recours à la distraction, à l'étonnement, pour tromper l'attention du sujet. Aux uns, on faisait appliquer, à l'improviste, un bon soufflet ; aux autres, on brûlait les cheveux ou la chemise. Dupuytren, voulant réduire une luxation de l'épaule chez une jeune dame qui se raidissait inopportunément, lui dit, à brûle-pourpoint : « Vous faites la sainte Nitouche, madame ; mais, n'importe : je sais bien que vous n'êtes qu'une vieille soularde ! » Les bras tombèrent littéralement du corps à la pauvre femme, vivement intimidée, et l'humérale tête réintégra aisément sa niche glénoïdienne...

C'est actuellement, le *chloroforme* qui détient

les préférences du monde chirurgical. Toutefois, l'école de Lyon et la plupart des médecins américains sont demeurés fidèles à l'*éther*, persuadés qu'avec lui la mort par syncope est bien moins à craindre : sur 3.000 chloroformisations, Juillard (de Genève) relève un seul cas de mort ; il n'en relève point davantage sur 15.000 éthérisations. L'éther serait donc cinq fois moins dangereux : il serait, de plus, exceptionnellement coupable de ces terribles malheurs, les syncopes réflexes entraînant la mort (sans qu'on puisse bien en expliquer le pourquoi) dès le début de l'acte anesthésique !

Ces avantages (d'ailleurs contestés) de l'éther sont compensés par la longueur de l'anesthésie éthérée, son agrément moindre pour le malade, la période d'excitation excessive qu'elle détermine, ainsi que les vomissements plus fréquents, le malaise plus prolongé au réveil, etc... Ajoutons que les vapeurs d'éther peuvent facilement s'embraser, ce qui empêche d'éthériser en maniant le thermocautère ou le gaz d'éclairage.

C'est évidemment surtout par sa plus grande fidélité d'action, que le chloroforme mérite les ovations fidèles dont il est demeuré l'objet. Il est certain que bien peu de sujets restent réfractaires à cet agent anesthésique de premier ordre. Les enfants y sont particulièrement sensibles. Les plus difficiles à endormir sont les alcooliques et les personnes impressionnables et névropathes prononcées. Je n'insisterai pas sur les malades qu'il ne faut jamais anesthésier, sous peine de les exposer à une catastrophe : c'est ainsi que les lésions pulmonaires étendues, l'anémie très marquée, la dégénérescence graisseuse du cœur, l'excitation cérébrale vive, contre-indiquent, d'une manière absolue, l'emploi du chloroforme. D'autres états, plus atténués, commandent la modération et la vigilance et indiqueraient aussi, peut-être, d'avoir recours à l'éther, quand ce ne serait que pour vérifier si les statistiques, si favorables à cet agent, méritent bien un réel crédit !

Il est prudent de ne jamais anesthésier une femme sans témoin : car le beau sexe éprouve souvent, pendant l'anesthésie, des jouissances d'un ordre spécial... et, au réveil, l'opérateur est, parfois, véhémentement accusé d'avoir abusé de sa cliente. Il existe, à cet égard, des observations mettant hors de doute, pour le chloroforme, ces impressions d'un ordre délicat, sur lesquelles je ne veux pas, pour l'instant, insister davantage.

Il est indispensable, pendant l'anesthésie, de boucher les yeux du sujet et de lui recommander de respirer largement, la bouche ouverte. Après cette recommandation, on observe avec lui le silence le plus absolu ; l'on surveille le pouls, l'état des pupilles et surtout la manière dont se fait la respiration. Il va sans dire que le chloroforme employé devra être très pur et récemment préparé : quant à la manière de l'administrer, je suis avec ceux qui le donnent doucement et mélangé d'air, contre les partisans des hautes doses et de la *sidération.* Il y a, fréquemment, un réel avantage à faire, un quart d'heure auparavant, précéder l'anesthésie d'une injection sous-cutanée avec un demi-centigramme de morphine et un milligramme d'atropine. Le sommeil se produit, ainsi, plus rapide et plus complet.

Dès les premières inhalations, le malade accuse des picotements dans la gorge ; bientôt, apparaissent des bourdonnements d'oreilles et l'on constate déjà une diminution notoire de la sensibilité et de l'intelligence ; ensuite, apparaît la phase, généralement brève, d'agitation et de contractures, qui fait place à la période, vraiment anesthésique, de résolution musculaire, avec perte absolue de sensibilité totale, sommeil profond et respiration saccadée et bruyante.

Il est un mode spécial d'anesthésie, réservé aux femmes en couche : c'est le chloroforme dit à *la reine*, ainsi nommé de ce qu'il fut mis à la mode en Angleterre par la reine Victoria. Par des inhalations intermittentes, faites aux moments des douleurs de la parturition, on détermine une sorte d'engourdissement, de *demi-anesthésie*, fort bien supportée, en général, par la mère et par l'enfant, et qui constitue une conquête médicale véritable. Les sociétés bibliques du Royaume-Uni s'en émurent, pourtant, au point de rappeler à leurs adeptes la parole de Dieu à notre mère Ève : « Tu enfanteras dans la douleur ! » Mais le malin Simpson leur répondit en disant qu'il ne faisait qu'imiter l'exemple de Dieu lui-même, plongeant Adam dans un profond sommeil, lorsqu'il voulut, au premier acte de la Genèse, lui extirper cette côte.... sur laquelle se firent, depuis, tant de naufrages !

« En dépit de son nom, le sens commun est rare ! »

surtout chez les piétistes, qui n'admettent pas que l'homme triomphe de la nature (ce qui serait admettre l'imperfection de la Divinité) !

Quittons ces amusantes niaiseries pour dire, en deux mots, ce qu'il faut faire, *en cas d'accident* dû à un anesthésique. On donnera l'ammoniaque en inhalations et la strychnine en injections (Wood), après avoir étendu horizontalement le malade et amené sa langue à l'extérieur, avec une pince, afin d'empêcher la chute de cet organe à l'intérieur du pharynx, chute capable d'opposer à la respiration un obstacle mécanique. Le traitement se complète par les frictions générales, l'électrisation du diaphragme et surtout les manœuvres, bien connues, de la respiration dite *artificielle*.

C'est au chloroforme, produit par son dédoublement dans le sang, que le *chloral* doit ses propriétés, puissamment sédatives et provocatrices d'un calme et durable sommeil, assez analogue au sommeil normal, mais remarquable par l'apaisement nervo-moteur réalisé. Le *chloral* est le remède par excellence des toux spasmodiques, des convulsions de la chorée et de l'éclampsie, des crises cardiaques, hépatiques, néphrétiques et naupathiques. Comme il est assez irritant pour l'estomac, je le préfère en lavement (2 à 4 grammes) émulsionné à l'aide d'un jaune d'œuf. Le *sulfonal*, à la dose moyenne de 1 gramme, produit un sommeil calme et réparateur. Les grands avantages du chloral et du sulfonal, c'est qu'ils s'éliminent promptement, sans être passibles d'accidents dus à l'accumulation médicamenteuse.

Je ne veux pas, ici, m'étendre longuement sur l'anesthésie *locale*, si précieuse à obtenir lorsqu'il s'agit d'opérations petites et limitées, qui nous permettent d'épargner à nos clients les dramatiques épisodes de la chloroformisation. Le froid produit par le mélange de glace pilée et de sel ou par une pulvérisation d'éther; l'action de l'acide carbonique dissous dans l'eau d'un siphon d'eau de Seltz : le *stypage* au chlorure d'éthyle ou de méthyle, et surtout les applications et injections de chlorhydrate de *cocaïne* en solution (au dixième ou même au vingtième), rendent, journellement, de précieux services aux chirurgiens spécialistes, comme aux modestes praticiens « de quartier » que la loi du progrès n'a point encore entièrement dépouillés de leur traditionnel domaine, la « petite chirurgie ». La cocaïne s'emploie aussi en solution (2 à 5 centigrammes) contre la gastralgie et les vomissements ; mais elle est loin de rendre des services internes comparables à ceux qu'elle rend aux affections laryngées et surtout à la chirurgie oculaire.

En terminant, je dirai, avec Jousset, que la thérapeutique *palliative*, en supprimant la douleur, gêne considérablement la thérapeutique *curative*. « L'homme est si lâche, qu'il lui faut, de nos jours, vite l'antipyrine, le chloral, la piqûre de morphine ou de cocaïne! Or, l'expérience me l'a enseigné depuis bien des années, tout malade habitué à ces anesthésiques violents est un malade incurable. » A mon sens, voilà une observation pleine de justesse. Mais, hélas!

« Celeres validis, tardæ languentibus, horæ! »

CHAPITRE XXX

LA MÉDICATION DIURÉTIQUE

On nomme *diurétiques* les substances médicamenteuses douées de la propriété d'augmenter la sécrétion urinaire. L'eau est (on le conçoit) le plus naturel des diurétiques : et les stations hydro-minérales les plus réputées, pour le rinçage du rein et le lessivage du sang, chez les goutteux et les graveleux, n'agissent guère qu'en permettant l'abondante ingestion d'un liquide que l'estomac tolère bien et laisse facilement passer.

La plupart des boissons alcooliques, distillées ou fermentées, exercent aussi, sur la fonction rénale, une action stimulatrice. Les vins blancs légers ont, à cet égard, des propriétés bien connues, que la pharmacie utilise pour préparer (à l'aide de la scille, de la digitale, du sureau, du genièvre, des sels de potasse, etc.) des préparations diurétiques, dont la plus célèbre est le vin scillitique amer *de la Charité.*

Après le vin blanc, c'est, assurément, le cidre bien préparé qui semble agir le plus efficacement pour augmenter la sécrétion urinaire.

La médication diurétique remonte, évidemment, à la plus haute antiquité, puisque nous trouvons, dans les œuvres d'Hippocrate, de Galien et de Celse, des formules, à base de nitre et de scille, que ne se désavoueraient point nos plus modernes formulaires. Cela n'a rien d'étonnant, si l'on considère les multiples indications de la diurèse, pour la cure ou la palliation des divers états morbides, toutes les fois qu'il faut dépurer l'organisme, combattre l'hydropisie et les obstructions veineuses, apaiser les irritations génito-urinaires en diluant des sécrétions trop chargées, etc... Quoi de supérieur au régime lacté chez les albuminuriques ? Peut-on, sans la diurèse causée par la digitale, guérir une hydropisie d'origine cardiaque ? Et dans les états fébriles ou inflammatoires, les tisanes diurétiques, à base de nitre ou d'acétate de potasse, quels services ne nous rendent-elles point journellement ! Boissons aqueuses et balsamiques contre l'inflammation des voies urinaires ; sels neutres et alcalins chez les goutteux et calculeux : toutes ces médications agissent surtout par les émissions d'urine qu'elles savent déterminer, avec le consentement de l'organisme.

Il faut remarquer que les substances possédant le pouvoir électif le plus prononcé sur l'augmentation de la sécrétion rénale sont des toniques du cœur. Il est certain, en effet, qu'on ne saurait accroître la pression, dans les vaisseaux, sans augmenter, corollairement, d'une façon mécanique, la filtration par le rein. C'est ainsi qu'agissent la digitale, la scille, etc., et probablement aussi le nitre. C'est ainsi qu'agira, également, l'ingestion d'une copieuse quantité de liquides. Mais il est une autre classe de diurétiques qui possèdent, sur les éléments glandulaires actifs du rein, une puissance plus directe : c'est ainsi que les balsamiques et la plupart des sels stimulent cet organe dans ses fonctions, en s'éliminant par son intermédiaire.

Introduite, en 1775, par Cullen, dans la pratique médicale, la digitale doit ses propriétés à un glucoside cristallisable, la digitaline, poison des plus violents. La caractéristique des préparations de digitale est d'être *très lentement éliminées*, puisqu'elles produisent encore leurs effets trois et quatre semaines, parfois, après la cessation de leur administration. Cette action *posthume* (Sée), en nous faisant redouter l'accumulation des doses, nous dictera la prudence, dans le maniement de la digitale : d'ailleurs, les nausées et vomissements, l'angoisse et les vertiges sont des précurseurs qui, généralement, nous avertissent du danger. Rarement, on donne la digitale plus de cinq jours de suite. On la réserve, exclusivement, pour le cas où le cœur se trouve en état d'insuffisance fonctionnelle : mais il faut, toutefois, que l'estomac et les reins soient assez bien portants. Les doses sont : 10 à 20 centigrammes pour la poudre de feuilles; 1 à 3 grammes pour la teinture; 1 à 3 milligrammes pour la digitaline amorphe; 1/4 de milligramme à 1 milligramme pour la cristallisée.

La digitale ralentit les battements du cœur, mais en augmentant l'énergie circulatoire. Elle élève et plénifie la pression et la tension du sang dans les artères : de là son action *diurétique*, si précieuse lorsqu'il s'agit de désobstruer la circulation.

On voit, sous son influence, s'effectuer de véritables *débâcles urinaires* : c'est ainsi qu'un cardiaque de mes malades rendit, en une journée, 11 litres d'urine. Vous comprenez combien la circulation se trouve allégée et le travail du cœur facilité, à la suite d'une semblable déplétion, qui dissipe, comme par enchantement, toute entrave circulatoire, résout les stases veineuses et triomphe, parfois en quelques heures, d'hydropisies anciennes, uniquement dues à la faiblesse du cœur et à l'embarras du système vasculaire.

Parmi les nombreux succédanés de la digitale, il faut citer : le citrate de *caféine* (25 centigr. à 1 gr.) qui a presque tous les avantages de la digitale, sans ses graves inconvénients. Le café, le thé, la kola, le guarana, agissent par la caféine qu'ils renferment. Plus infidèles sont le strophantus (10 à 15 gouttes de teinture en trois fois) et le muguet des bois, dont la substance active, la convallamarine, n'est point constamment diurétique.

Les bulbes de la *scille maritime* méritent, au contraire, leur réputation de diurétique fidèle, dans les hydropisies d'origine cardiaque et vasculaire. Mais, si le rein est tant soit peu touché, il faut renoncer à l'emploi de la scille et se priver de ses services.

Le *colchique d'automne*, si précieux dans le traitement de la goutte, agit comme purgatif, mais aussi comme éliminateur rénal. Il en est de même d'une foule de tisanes, dont les plus actives sont : l'uva ursi, l'arenaria rubra, les stigmates de maïs, le buchu, les feuilles de frêne, surtout usitées dans les maladies des voies urinaires; la racine de caïnça et les sommités fleuries de genêts, qui fournissent, dans les hydropisies d'origine rénale, des infusions recommandables. L'asperge est un diurétique sédatif du cœur. Broussais (nous l'avons vu) la regardait comme une sorte de digitale atténuée, de digitale « pour enfants ».

Les préparations diurétiques qui ne possèdent point d'action sur le cœur sont ordinairement réservées pour le traitement des fièvres et des états irritatifs des voies urinaires. Toutefois, les préparations du genévrier m'ont rendu, dans maintes occasions, d'utiles services diurétiques, contre les hydropisies d'origine hépatique (cirrhose alcoolique, etc.). Celles de chiendent calment les irritations de la vessie, surtout combinées avec l'*arbutine* (principe actif du raisin d'ours) à la dose de 4 grammes par jour dans 1 litre de tisane.

Le lait semble diurétique surtout par sa *lactose* : aussi, chez les cardiaques, comme chez les rénaux, G. Sée préconise les tisanes additionnées de *sucre de lait* (50 gr. par litre).

La plupart des sels alcalins ou neutres, et surtout ceux à base de soude ou de potasse, augmentent la sécrétion urinaire, lorsque, toutefois, on les administre dilués dans une certaine quantité d'eau. C'est le *nitre* ou *salpêtre* (nitrate de potasse) qui paraît le plus vivement éliminé par les reins : à la dose de 3 à 10 grammes par jour, dans de la tisane, il accroît sensiblement la sécrétion urinaire. C'est à cause du nitre qu'ils renferment que les blattes, les cloportes, les grillons, les abeilles et d'autres insectes étaient employés comme diurétiques par la médecine des derniers siècles. Certaines plantes, telles que le tournesol et surtout la pariétaire, qui se plaît sur les vieux murs salpêtrés, doivent aussi leurs propriétés au nitre.

Le chlorate de potasse, l'acétate de potasse, le bicarbonate, le benzoate et le chlorate de soude, le carbonate et le benzoate de lithine sont également des diurétiques recommandables chez les goutteux, les pléthoriques. Le *salol* ou salicylate de phénol semble être à la fois antiseptique et diurétique pour l'appareil urinaire, par lequel il s'élimine. Nous lui préférons, toutefois, à ce double point de vue, le silicate de soude, quoiqu'il soit peu employé. La *diurétine*, usitée en Allemagne, est une combinaison de théobromine (l'alcaloïde du cacao) et de salicylate de soude. On la prescrit aux doses de 2 à 3 grammes par jour, lorsque les reins ne sont point trop altérés.

Toutes les fois qu'il y a de la néphrite congestive, méfions-nous, d'ailleurs, des diurétiques. Je n'en connais que deux inoffensifs en pareil cas : le tannin, astringent et décongestif, l'ergot de seigle, vaso-constricteur. Mais quant à compter sur leur activité constante, c'est une autre affaire...

Lorsque les voies urinaires sont irritées plus

bas que les reins (c'est-à-dire dans les cystites, uréthrites, etc.), il faut recourir surtout à l'action des substances balsamiques et résinoïdes, qui, par leur richesse en acide benzoïque, sauront augmenter la sécrétion urinaire, tout en la modifiant heureusement et en la dépouillant, par dilution, de sa puissance irritative : c'est ainsi qu'agissent les préparations de sureau, de genièvre, de tolu, de santal, de copahu, de cubèbe, etc., dont nous avons déjà eu l'occasion de vous entretenir, chers lecteurs, lorsque nous avons traité, ici, de la médication balsamique[1].

Parmi les tisanes à conseiller aux urinaires, je signalerai : les feuilles de frêne et les fleurs de fèves, excellentes pour les goutteux ; la tisane de marrube, diurétique, stimulante et décongestive ; celle de buchu, balsamo-antiseptique, etc... J'en ai recommandé aussi beaucoup d'autres, au chapitre des tisanes.

[1] Voir le chapitre XXI pour les diurétiques réno-vésicaux vrais.

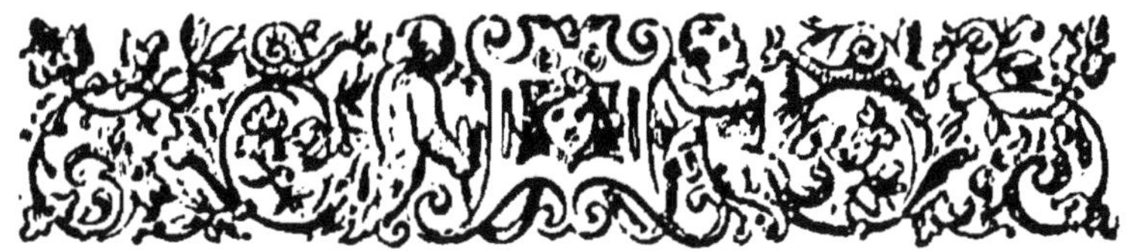

CHAPITRE XXXI

LES MÉDICATIONS SUDORIFIQUE ET ANTISUDORIFIQUE

Les sudorifiques ou *diaphorétiques* sont les agents capables d'activer la transpiration normale de la peau. On favorise singulièrement leur pouvoir en enveloppant, dans de bonnes et chaudes couvertures, le sujet que l'on se propose de faire transpirer. Quant aux applications curatives de la sudation, elles sont fort nombreuses et étendues : la peau est l'un des plus sérieux émonctoires du corps, l'organe par excellence de l'élimination et de la dépuration organiques. La sueur n'est-elle pas une sorte de filtration du sang, qui laisse passer un certain nombre de ferments infectieux et microbiens, entrepreneurs patentés du déséquilibre vital et de la maladie ? La transpiration est, d'ailleurs, le remède rationnel et efficace d'un groupe important d'altérations morbides : je veux parler de celles *a frigore*, ou rhumatismales, engendrées par la brusque suppression du fonctionnement tégumentaire habituel.

Les sudorifiques rendent aussi de bons services dans les hydropisies aiguës résultant de la néphrite albumineuse ; dans les fièvres éruptives, lorsquelles *sortent* péniblement ; dans la plupart des congestions viscérales, où une dérivation externe s'impose au thérapeute. On les utilise, enfin, dans les affections chroniques et pruriginéuses de la peau et dans les empoisonnements, surtout ceux d'origine métallique.

Le rôle dépurateur chimique de la sueur et son rôle réfrigérant physique sont, d'ailleurs, si importants, dans la statique et la dynamique humaines, que l'on peut affirmer que, pour les trois quarts, la santé parfaite est liée au bon travail de la peau.

La chaleur est puissamment sudorifique. Tout le monde sait qu'une promenade au soleil, un bain d'étuves, une boisson chaude, *poussent*, comme l'on dit, à la peau. Le punch et le vin chaud sont, avec la classique bourrache, les remèdes populaires de tout refroidissement. Presque toutes les tisanes sudorifiques agissent surtout par leur eau chaude : la preuve est qu'elles sont nulles, dès qu'on les ingère froides ou même tièdes. Je signalerai, toutefois, pour ne point trop me faire maudire par les herboristes : le sureau (fleurs et deuxième écorce), le tilleul, la feuille d'oranger, l'angélique, la sauge, la douce-amère, la bardane, la serpentaire, le houx, la verveine bleue, etc., etc., qui ne sont peut-être pas dénués de tout pouvoir diaphorétique. Il faut faire aussi une place à part à la spirée ulmaire (reine-des-prés) et à la gaulthérie (thé du Canada), qui empruntent à des principes salicylés leurs propriétés sudorifiques, certaines, à mon avis.

Les anciens désignaient, sous le nom de *bois sudorifiques*, la réunion des quatre bois de gaïac, salsepareille, squine et sassafras. Le gaïac, qui est, certes, le plus actif, recèle un principe résineux stimulant qui aurait mérité de garder, contre la goutte et même la syphilis, quelques restes de son ancien prestige, trop exalté. La salsepareille et le sassafras renferment des principes assez analogues, mais n'ayant rien de spécialement sudorifique, en dépit de ce qu'affirme la tradition médicale : quant à la squine, ses propriétés, quelles qu'elles soient, sont encore plus problématiques.

Il est une plante tropicale qui brille au premier rang des sudorifiques efficaces : c'est le *jaborandi*, si utile aux débuts des pleurésies et des pneumonies. Les longues feuilles de cette plante, prises, à la dose de 4 grammes, en infusion théiforme, possèdent une action des plus efficaces pour accroître la sécrétion sudorale. La pilocarpine, son alcaloïde, en injection sous-cutanée (1 centigramme) est peut-être d'un emploi plus facile, et, à coup sûr, plus rapide. Malheureusement, le jaborandi, qui agit un peu sur toutes les sécrétions, exalte d'une façon excessive la sécrétion salivaire : or, on ne la recherche pas toujours, et c'est elle qui se produit le plus constamment. Quant à la sudation, elle débute par une bouffée de chaleur à la face, qui envahit rapidement tout le corps ; celui-ci devient bientôt ruisselant de sueur, qui persiste 2 à 3 heures et s'accompagne de frissons et de soif. Le jaborandi peut facilement causer une déperdition d'1 à 2 kilogrammes de transpiration : il est probable que son principe actif, la pilocarpine, agit, d'une manière élective, sur les filets nerveux présidant aux actes sécrétoires [1].

A côté du jaborandi, les diaphorétiques les plus actifs sont les préparations de soufre et d'antimoine et surtout celle d'opium connue sous le nom de *poudre de Dower*. Dans cette

[1] Le jaborandi jouit, sur la pousse des cheveux, de propriétés excitantes indéniables, que, l'un des premiers, j'ai étudiées et mis en lumière dans mon *Hygiène de la Beauté*.

poudre, composée de poudres d'*ipéca* et *d'opium*, de *sulfate* et *d'acétate de potasse*, c'est assurément l'ipéca et l'opium qui agissent sur la peau : 1 gramme de poudre de Dower correspond, d'après le Codex actuel, à 0,05 d'extrait thébaïque.

Les préparations d'ammoniaque poussent également à la peau et c'est par elle qu'agissait, jadis, le célèbre *esprit volatil de corne de cerf*. J'emploie fréquemment : le vieil *esprit de Sylvius* ou de *Minderer*, dont la base est l'acétate d'ammoniaque ; la *liqueur ammoniacale anisée* de la pharmacopée anglaise, bien tolérée des estomacs irritables, et surtout le *phosphate d'ammoniaque* (4 à 10 grammes), très favorable au régime des goutteux.

∴

La médecine emploie aussi, parfois, les remèdes inverses, alors qu'il s'agit de modérer ou de réprimer les sueurs colliquatives, qui, dans un certain nombre d'états chroniques (phtisie pulmonaire) contribuent, si étrangement, à l'épuisement des malades.

Parmi les *anti-sudorifiques*, j'ai surtout recours au *phosphate de chaux* en poudre (5 à 15 grammes par jour), qui est, en même temps, fortifiant et antidiarrhéique. Il est exceptionnel qu'avec cet agent, dénué de tout inconvénient, on n'obtienne point de résultats favorables. L'acétate de plomb, inscrit encore dans quelques formulaires, est un médicament aussi infidèle que dangereux. Le tannin, le cachou, le quinquina, l'oxyde de zinc (0,30) n'ont point, non plus, une activité bien constante. Je n'ai aucune opinion sur le tellurate de potasse (0,02) et l'acide camphorique, récemment préconisés. Quant au tannate de quinine (0,50 à 1 gramme), il agit surtout contre les sueurs intermittentes d'origine malarique.

L'*agaric blanc* et son extrait cristallin, l'agaricine, jouiss , contre les sueurs nocturnes des phtisiqu , d'une réputation séculaire : mais j'estime que l'action anti-sudorale de ce champignon s'effectue surtout à la faveur d'une dérivation purgative sur l'intestin : la transpiration cutanée se trouve, alors, remplacée et compensée par une manière de *diaphorèse intestinale*, souvent plus désagréable et plus périlleuse.

L'*atropine* est, actuellement, l'agent le plus justement usité, pour remédier aux sueurs nocturnes excessives. Physiologiquement, d'ailleurs, cet alcaloïde de la belladone est l'antagoniste de la pilocarpine. L'atropine, qui tarit, en général, toutes les sécrétions et dessèche toutes les muqueuses, s'adresse particulièrement à la sécrétion sudorale. Un granule d'un demi-milligramme, administré à l'heure du coucher, suffit, ordinairement, à arrêter, pour toute une nuit, la diaphorèse excessive des tuberculeux. Malheureusement, l'économie s'accoutume trop vite à cet agent, dont les effets, au bout de quelques jours, ne se soutiennent plus, même si l'on augmente les doses. Aussi, conseillé-je, comme moyen habituel contre les sueurs, le phosphate de chaux, en recourant, une fois par semaine, si cela est nécessaire, au sulfate d'atropine.

Il est également fort utile, surtout lorsqu'il s'agit de *sueurs localisées*, de chercher à obtenir, sur la peau, une action inhibitoire directe, par le moyen de frictions appropriées, de poudres astringentes, de bains toniques. Parmi les frictions, l'alcool à 90°, l'alcoolé de tannin au 10e, les solutions de naphtol, les décoctés d'écorce de chêne ou de noix de galle, les eaux vinaigrée, chloralée et phéniquée, sont surtout recommandables, lorsqu'il s'agit de sueurs généralisées. Pour les sueurs locales, je préfère les solutions (à 5 ou 10 p. 100) de sulfate de zinc, bichromate ou permanganate de potasse, héroïques dans l'*hyperidrose plantaire*, surtout si l'on poudre, ensuite, avec une poudre absorbante et astringente (talc, tannin, acide borique, parties égales). Ma formule favorite de frictions contre les sueurs palmaires est composée, par parties égales, d'alcoolé de niaouli et de teinture de belladone.

CHAPITRE XXXII

LA MÉDICATION ANTISEPTIQUE

L'ANTISEPSIE, la reine du jour, peut être définie : la lutte contre les germes infectieux. Si les théories pastoriennes en ont fait, aujourd'hui, un corps de doctrine, on peut dire que, de tout temps, on a pratiqué l'antisepsie, sans le savoir, comme M. Jourdain faisait de la prose. Lorsque nous nous savonnons les mains, lorsque nous plongeons un objet dans l'eau bouillante ou dans l'alcool, lorsque nous conseillons l'intervention hygiénique de l'air et de l'eau en abondance, nous faisons de l'antisepsie. L'eau bouillante, les étuves, les pansements ouatés nous prouvent que l'on peut réaliser l'antisepsie sans le secours des agents chimiques. Mais ce sont, toutefois, ces derniers agents qui peuvent être, dans la pratique journalière, utilisés de la façon la plus aisée et la plus efficace.

Un certain nombre de substances neutralisent l'action offensive des microbes, à la faveur d'un dégagement d'oxygène naissant, mortel pour la plupart des organismes inférieurs : l'eau oxygénée ou protoxyde d'hydrogène, le permanganate et le chlorate de potasse, l'hypochlorite de soude, etc... sont les types les plus connus de ces agents. D'autres, en modifiant le milieu vital des éléments bacillaires, font obstacle au développement desdits éléments ; le sel marin, l'alun, les acides chlorhydrique, borique, salicylique, le chloral, etc..., donnent des exemples de cette action. Les agents *bactéricides* proprement dits s'attaquent à la vitalité même des micro-organismes ; c'est ainsi que le bichlorure de mercure (sublimé corrosif) et surtout le bi-iodure, représentent les meilleurs et les plus véritables des antiseptiques.

En faisant une liste de ces divers agents, classés d'après les doses *minima* auxquelles on peut empêcher la putréfaction d'un litre de bouillon de bœuf (Miquel), on trouve que, le bi-iodure de mercure occupant le premier rang, l'acide phénique occupe le dix-huitième et l'acide borique le vingtième. N'empêche que l'acide phénique et l'acide borique, quoique moins parasiticides, ont, toutefois, de vastes indications : d'abord, parce que la pratique habituelle ne réclame point toujours des antiseptiques énergiques ; ensuite, parce que les sels de mercure possèdent des propriétés irritantes et toxiques, non pas seulement pour la petite bête, mais aussi pour la grosse..., qu'il ne faut jamais perdre de vue !

L'emploi des antiseptiques est, d'ailleurs, soumis à une foule de considérations pratiques. Ainsi, pour le pansement des plaies, on préférera au sublimé l'acide phénique, l'iodoforme, le salol, dont la valeur topique et cicatrisante est très supérieure. S'il s'agit de désinfecter l'estomac et l'intestin, l'emploi du sublimé devient alors dangereux et toxique : on aura recours au naphtol, au salicylate de bismuth, à l'acide lactique, dont la toxicité est faible et le maniement peu dangereux. Devons-nous, enfin, procéder à la désinfection d'une cale de navire ? Nous aurons, alors, recours au bichlorure de mercure, quand ce ne serait qu'au point de vue économique : avec quatre francs de sublimé, on accomplira, en effet, cette opération, qui, pour être moins bien faite par l'acide phénique, coûterait environ dix fois davantage.

On a, aujourd'hui, reconnu avantageuse l'association de plusieurs antiseptiques, dont les effets se cumulent et se prêtent un mutuel concours : le phéno-salyl, le borico-phénol, les formules composées de Rotter et de Lépine, sont nés de cette idée : tout en étant plus antiseptiques que chacune des substances qui les constituent, ces mélanges additionnels ont, comme qualité précieuse, un pouvoir toxique moindre. Or, n'oublions pas que, dans la médication antiseptique, le risque de toxicité est le revers de la médaille. N'oublions pas, non plus, que les observations cliniques contredisent, fréquemment, les analyses bactériologiques ; l'iodoforme et les sels d'aluminium, microbicides médiocres, ont une valeur clinique supérieure à d'autres produits, excellents « in vitro ». Il faut éviter d'appliquer, prématurément, à la pathologie, les données, souvent trompeuses, de l'expérimentation dans les laboratoires.

Je voudrais, maintenant, passer en revue les diverses applications des antiseptiques au traitement des principales affections. Je ne reviendrai pas sur les applications à la chirurgie et à l'obstétrique : mes lecteurs savent déjà comment, depuis une douzaine d'années, la médecine opératoire et l'art des accouchements ont bénéficié de l'antisepsie doctrinalisée dans les pansements [1].

Naguère, la péritonite infectieuse puerpérale

[1] Voir notre *Précis d'hygiène* et *La Lutte pour la santé*. Les progrès de la chirurgie.)

était si commune, que Pajot déclarait aimer mieux voir une femme accoucher dans le ruisseau que dans un lit d'hôpital !... Aujourd'hui, on viole, sans pudeur, les asiles réputés sacrés pour la vieille chirurgie ! il n'est plus de *noli me tangere* pour la chirurgie antiseptique.

L'antisepsie *interne*, qui consisterait à poursuivre la gent microbienne jusque dans ses repaires du milieu intérieur (sang, tissus organiques) n'a point donné, à beaucoup près, les résultats qu'on pouvait en attendre. Je sais bien qu'on a prétendu que l'action du mercure dans la syphilis, celle des salicylates dans le rhumatisme, celle de la quinine dans la fièvre intermittente, ressortissaient à l'antisepsie. Je n'en disconviens : mais comment se fait-il que la syphilis, le rhumatisme et la toxémie palustre soient, précisément, parmi les maladies dont l'origine microbienne est des plus contestables, ou (si l'on aime mieux) des moins démontrées ?

On peut restreindre et supprimer, toutefois, certaines fermentations putrides de l'estomac et de l'intestin, par l'emploi d'un désinfectant *physique* fort précieux, le charbon végétal (qui vaut, selon moi, tous les désinfectants chimiques) Hahnemann regardait l'usage interne du charbon comme le meilleur *antipsorique*. Je l'ai reconnu excellent, en effet (mais à dose massive et non homœopathique), et c'est naturellement comme désinfectant intérieur qu'il agit. Bien avant les savants, le chat avait découvert les propriétés antiseptiques de la braise.

L'acide chlorhydrique, l'acide lactique, le nitrate d'argent, les naphtols, l'eau chloroformée, constituent aussi de bons agents d'antisepsie gastrique, à condition d'en user avec modération et habileté. Le salol, les salicylates de bismuth et de magnésie, l'iodoforme, l'hyposulfite de soude, le dermatol (qui est un sous-gallate de bismuth) s'adressent plutôt à l'intestin. On peut, dans certaines formes de gastro-entérite (et notamment dans la fièvre typhoïde, qui est, en quelque sorte, une entérite spécifique), utiliser, avec certains avantages, cette médication, à la condition de ne point négliger, sous ce prétexte exclusif, les autres indications curatives. Je ne crois pas, du reste, qu'en matière d'antisepsie interne, l'avenir nous fournisse beaucoup mieux que les formules de Pringle, de Raspail, d'Edouard Robin, illustres précurseurs des doctrines microbiennes contemporaines : car ces trois savants étaient, avant tout, des médecins praticiens.

Dans les maladies respiratoires, la plupart des agents balsamiques exercent, sur les produits de l'expectoration, un pouvoir antimicrobien probable. C'est ainsi que la créosote, le goudron, l'eucalyptol, la térébenthine, le benzoate de soude, sont des agents antiseptiques. Toutefois, il est remarquable qu'aucun d'eux ne manifeste, sur la marche de la phtisie (la maladie respiratoire bacillaire par excellence), une activité bien sensible. Il en est de même de l'iodoforme et du tannin, qui semblent plutôt agir (ce qui, en vérité, est préférable) pour *fortifier le terrain* général contre les pullulations microbiennes. En phtisiothérapie, d'ailleurs, il faut avoir soin de toujours combiner le traitement offensif ou antiseptique avec le traitement défensif ou analeptique. On n'arrive à l'adresse des tubercules qu'en fortifiant toute la substance du corps. C'est là une idée que j'ai développée, pour ma part, dans toute la longueur du grand chapitre consacré à la phtisie, dans la « Lutte pour la santé. »

Lorsqu'il s'agit de réaliser l'antisepsie du nez, de la bouche et de la gorge, qui servent si facilement d'antichambre et de corridors de pénétration aux microbes, on emploie beaucoup les gargarismes, les prises, les insufflations et pulvérisations, avec l'acide borique, le borax, le chloral, l'acide salicylique, la résorcine, le camphre, le menthol, le perchlorure de fer, les préparations iodées et sulfureuses. La médecine contemporaine tire, de ces pratiques, un profit curatif journalier, parce que l'action antiseptique est, ici, directe, topique, facile à diriger et à graduer, et non aléatoire et perturbatrice des phénomènes nutritifs, comme l'est, souvent, l'antisepsie *per os.*

Il en est de même du traitement des affections de la peau et du cuir chevelu, dont l'origine est si communément parasitaire. Comment traiter les teignes, sans employer les sulfureux, les iodés, les mercuriaux, les acides borique et salicylique ? Comment empêcher les complications de l'anthrax et les pérégrinations de l'érysipèle, si l'on n'a pas recours aux pansements antiseptiques ? Comment cicatriser les chancres, sans l'iodoforme, le calomel ou le nitrate d'argent, appliqués localement ?

Neutraliser les germes, empêcher leur ensemencement, telle est l'œuvre, tel est le labeur de l'antisepsie, dont les progrès ont sensiblement accru la fidélité, la sécurité et la hardiesse de la pratique journalière, et contribué à la déroute scientifique de ces ennemis jurés des organismes supérieurs, les infiniment petits. Faire de l'antisepsie, c'est, par conséquent, faire de l'hygiène prophylactique et servir ainsi les intérêts sanitaires de la collectivité.

En chirurgie comme en médecine, l'antisepsie, d'ailleurs, semble condamnée au rôle médical *préventif* : c'est encore un fort beau rôle, si elle consent, toutefois, à s'y maintenir cantonnée. *Non facienda mala, etiam si inde bona eveniant*, c'est là le *labarum* de tout thérapeute digne de ce nom ! Quant aux chirurgiens, ils doivent suivre et méditer cette belle pensée de W. Leisk : « L'ablation d'un organe n'est pas une victoire, mais une défaite thérapeutique [1]. »

*
* *

Avant de terminer ce chapitre, je veux consacrer quelques lignes monographiques à l'un des antiseptiques les plus glorieux : j'ai nommé l'acide phénique.

L'acide phénique ou *carbolique*, extrait du goudron de houille, en 1839, par l'Allemand Bunge, est un caustique et un anesthésique local, lorsqu'on l'emploie à l'état de concentration. Il détériore l'épiderme et blanchit les muqueuses.

Il produit même, parfois, une action vésicante. Employé en solution à 5 p. 100, il tue presque tous les microbes : à 2 p. 100, il maintient encore les plaies aseptiques et désinfecte les instruments. C'est surtout contre les organismes de la suppuration qu'il se montre très actif: aussi fait-il la base du célèbre pansement de Lister, qui rend aux chirurgiens de si grands services [2].

[1] Voir plus loin, au chapitre XXXVIII.

[2] L'acide phénique détruisant le vaccin, il faut se garder de ses applications sur les pustules vaccinales.

A l'intérieur, l'acide phénique est un balsamique et un antifébrile : ses propriétés antiputrides rendent de réels services dans certaines affections pulmonaires, telles que la coqueluche et la pneumonie chronique. Certains praticiens, à l'exemple du professeur Schnitzler, de Vienne (1877) ont cru pouvoir préconiser l'acide phénique en injections sous-cutanées contre la phtisie. Malheureusement, ils n'ont pas obtenu le succès souhaité, mais simplement la palliation de quelques symptômes, tels que la fièvre, les crachats purulents, auxquels les propriétés de l'acide phénique s'adressent particulièrement.

(Pour tous détails concernant la désinfection hygiénique, je prie mes lecteurs de se reporter au *Précis élémentaire d'hygiène pratique*, que je viens de publier en collaboration avec mon savant confrère le Dr Dubousquet-Laborderie.)

CHAPITRE XXXIII

GLYCÉRINE, SACCHARINE, VASELINE

La glycérine pure à 30° est, chimiquement, un alcool, doué de propriétés antifermentescibles, utilisé journellement, depuis Demarquay, pour le pansement des plaies et comme topique des muqueuses enflammées ou irritées. Elle cicatrise, très rapidement, les gerçures épidermiques superficielles et constitue, mêlée au tannin, à l'amidon, au borax, la base d'une foule de remèdes externes, usités en dermatologie. L'action décongestive et antiphlogistique de la glycérine tient à son onctuosité et à son avidité pour l'eau. Les cicatrices résultant des pansements glycérinés sont faiblement rétractiles et peu apparentes. Le mélange, à parties égales, de glycérine et d'huile de cade est un topique souverain contre l'eczéma ancien, sec ou peu humide.

A l'intérieur, la glycérine bien pure peut être donnée aux doses de 20 à 60 grammes par jour. Elle est faiblement laxative et se comporte comme un *aliment respiratoire*, qui augmente la sécrétion biliaire et les fonctions d'assimilation. On a comparé son pouvoir nutritif à celui de l'huile de foie de morue. Cette comparaison est inexacte. La glycérine est plutôt stimulante qu'eutrophique. Son action sur le foie l'a fait préconiser contre les calculs biliaires : mais elle se montre assez infidèle en pareil cas. Les petits lavements de glycérine pure (10 grammes) sont toujours utiles, au contraire dans les constipations opiniâtres, surtout chez la femme. Enfin, sa saveur sucrée et son pouvoir contre la soif et la débilité générale font de la glycérine un auxiliaire utile de la médication du diabète[1].

Sous ce dernier rapport, la glycérine est, aujourd'hui, supplantée par la *saccharine*, extraite, en 1887, du goudron de houille par Fahlberg. La saccharine est 330 fois plus sucrée que le sucre ordinaire : c'est un *sulfinide benzoïque*, dont les propriétés nutritives sont nulles, mais dont l'innocuité est certaine (surtout lors-

[1] Voir : Dr E. Monin : *Hygiène et Traitement du diabète.*

qu'elle est pure, comme l'est la marque française *edulcer*). La saccharine est un antiseptique assez actif : elle devrait, pour cette raison, être toujours incorporée aux poudres et élixirs dentifrices, dont elle améliore, d'ailleurs, sensiblement le goût[1].

La *vaseline*, corps gras tiré du pétrole, a remplacé, dans la plupart des pommades, l'axonge ou graisse de porc, le coldcream, le cérat, etc..., sur lesquels elle possède l'avantage de ne point rancir. Toutefois, lorsqu'on veut favoriser l'absorption par la peau (pommades mercurielles ou iodurées), la vaseline ne vaut pas l'axonge, qui peut être, elle-même, avantageusement remplacée par la *lanoline*, extraite du suint de mouton, fort peu susceptible de rancidité lorsqu'elle est préparée soigneusement. Pour les soins de la beauté du visage, j'ai, par expérience, reconnu la supériorité certaine de la lanoline, comme excipient des préparations cosmétiques onctueuses.

1 Pour détails sur la saccharine, voir mon *Hygiène de l'Estomac*, p. 121 (4e édition).

CHAPITRE XXXIV

LES TISANES

La tisane constitue la forme la plus ancienne et la plus tenace, à coup sûr, de la médecine domestique. Qu'elle soit préparée par décoction, par macération ou par infusion simple, la tisane ne dissout, *ordinairement*, que des principes médicamenteux, sinon inactifs, du moins pouvant être ingérés *largâ manu*. Toutefois, le médecin devra toujours limiter la quantité à boire pendant les vingt-quatre heures ; les tisanes ne doivent être préparées, d'ailleurs, que pour cette période, parce qu'il est de leur nature de s'altérer aisément. Selon qu'elles sont chaudes ou froides, les tisanes ouvrent les émonctoires cutanés ou bien poussent aux sécrétions biliaire et rénale.

Autrefois, tout l'art de guérir se résumait dans la connaissance des simples :

> *Scire potestates herbarum usumque medendi.*
>
> (OVIDE.)

D'une manière générale, Linné a raison de dire que les plantes de la même espèce ont des vertus analogues : mais cette règle comporte d'assez nombreuses exceptions.

J'ai cherché à être utile à mes lecteurs en divisant, d'après leur action médicamenteuse, les tisanes les plus usitées dans la médecine journalière. Ce qui suit sera donc une énumération, mais une énumération utile à connaître pour tous ceux que leur goût ou la nécessité dispose au *self-government* de leur santé.

Les principales tisanes *apéritives* et stomachiques sont : la grande absinthe, la patience, la gentiane, le quassia-amara, l'orange amère, le houblon, la camomille. La classique *tisane amère* se compose de trois *espèces :* chardon-bénit, chamædrys et petite centaurée.

Les tisanes *sudorifiques* n'agissent souvent que parce qu'elles sont avalées chaudes. C'est ainsi que la bourrache, cette panacée populaire, sudorifique par l'eau chaude qui lui sert de véhicule, est au contraire, assez *diurétique*, lorsqu'elle est froide, grâce aux sels de potasse qu'elle contient naturellement. Les *espèces su-*

dorifiques de l'ancienne médecine (bois de gaïac, squine, salsepareille et sassafras) sont, je l'ai dit, bien dépossédées de leur antique renommée dépurative. La bardane, le fumeterre, le pissenlit, le sureau, la douce-amère, la serpentaire et la saponaire, rendent encore des services certains dans les affections de la peau, et notamment dans les eczémas anciens. La médecine avait cru trouver, il y a quelques années, dans le jaborandi, un sudorifique fidèle et constant (c'eût été le premier et le seul). Malheureusement, le jaborandi provoque plutôt la sécrétion salivaire : son pouvoir sudorifique est capricieux.

Les tisanes *anticatarrhales*, usitées contre les affections broncho-pulmonaires, sont innombrables. Il faut distinguer, d'abord, celles qui possèdent une action simplement adoucissante, calment l'irritation aiguë et hâtent l'arrivée de la période dite de *coction*, en facilitant l'expectoration. Ce sont les espèces *béchiques* : capillaire, lierre, scolopendre, véronique, réglisse, hysope et pavot blanc — ce dernier participant évidemment aux propriétés sédatives communes à la famille entière des papavéracées. Outre les espèces béchiques, la pharmacie possède les espèces *pectorales*, un peu moins actives, peut-être, mais plus *incisives*, comme on disait jadis; c'est-à-dire ayant une puissance liquéfiante plus marquée sur les sécrétions bronchiques. Ce sont : le bouillon-blanc, la mauve, la guimauve (fleurs et racines), le pied-de-chat, le tussilage, la violette. La violette est une fleur de transition entre les incisifs et les expectorants véritables, vomitifs à hautes doses, et dont le polygala et l'ipéca sont les plus usités représentants.

Les *balsamiques* sont destinés à tarir l'expectoration et à dessécher les muqueuses de l'arbre aérien. Les plus efficaces sont employés à l'état de concentration (térébenthines, baumes, créosote, etc.) ; mais il existe un certain nombre de tisanes qui possèdent, en miniature, les propriétés antiseptiques et détersives de ces précieuses substances. Ce sont : l'aunée, l'eucalyptus, l'érysimum, les bourgeons de sapin (ou plutôt de pin sauvage), le lichen d'Islande, le narcisse des prés...

Citons enfin, pour mémoire, la tisane des *quatre fruits* pectoraux : datte, jujube, figue, raisin de Corinthe. Elle est plus agréable qu'efficace.

A part les follicules de *séné*, qui constituent la base de tous les « thés purgatifs » et d'un grand nombre de poudres laxatives, il n'existe guère de tisane provoquant sérieusement les évacuations alvines. On donne, toutefois, aux enfants, la tisane de fleurs de pêcher, celle de chicorée sauvage, celle de graine de lin, la décoction de pulpe de tamarin ; aux adultes, le bouillon aux herbes et le bouillon d'orge (la vénérée *ptisane* du Père de la médecine), lorsqu'on veut corroborer l'action d'une purgation énergique et prévenir ainsi l'irritation intestinale qui en résulte. Je prescris aussi, avec avantage, aux malades sujets à l'*obstruction du foie*, la tisane de rhubarbe de Chine, préparée par macération à froid. « *Qui potest mederi simplicibus*, a dit l'honnête Linné, *dolosè aut frustrà quærit composita.* »

Malheureusement, on peut rarement se contenter des *simples*, même dans les médications les moins *compliquées*...

De semblables remarques s'adressent aux tisanes antidiarrhéiques, revers de la médaille. La racine de grande consoude et la feuille de salicaire sont bien peu usitées. On préfère, à ces plantes douteuses, la tisane de riz additionnée de gomme arabique et sucrée avec le sirop de coings. Faut-il ranger parmi les tisanes la décoction blanche de Sydenham et l'eau albumineuse (deux blancs d'œufs agités dans un litre d'eau) ? Ces préparations sont extrêmement utiles pour calmer la soif qui résulte de flux intestinaux abondants, sans augmenter l'état diarrhéique, comme cela arriverait, infailliblement, avec d'autres boissons.

Il existe encore un certain nombre de plantes *astringentes*, grâce à leur richesse plus ou moins grande en tannin : mais leur emploi n'existe guère sous forme de tisanes, à cause de leur saveur désagréable et styptique (par sa définition même, une tisane doit être *buvable*). Les principales plantes dont nous voulons parler sont : le matico, dont on a voulu, bien à tort, faire un spécifique de certains écoulements ; les racines de ratanhia et de bistorte, la tormentille, les roses rouges, la noix de galle, l'écorce de chêne, les feuilles de ronce sauvage, encore très usitées comme gargarismes ; enfin l'*hamamelis virginica*, qui doit, certainement, à des principes particuliers son activité décongestive, antivariqueuse et antihémorroïdaire, absolument incontestable.

La voix populaire attribue à la pervenche et à la canne de Provence la propriété de tarir la sécrétion du lait chez les nourrices : le préjugé qui s'attache à ces plantes n'est pas près de disparaître, bien qu'il ne repose sur rien, en vérité.

Le houblon est, au contraire, un bon galactogène et il a l'avantage d'être en même temps stomachique, antiscrofuleux et antiherpétique.

Le galéga et l'ortie blanche augmentent aussi la sécrétion lactée.

L'infusion d'*arnica montana*, que Stahl appelait « le quinquina des pauvres », ne sera pas encore, de sitôt, dépossédée de son illusoire propriété de *panacea lapsorum* (ou spécifique des contusions). Il passera beaucoup d'eau sous le Pont-Neuf, avant que les traumatisés soient sevrés de cet orviétan des marchands de vin !

Un certain nombre de tisanes sont populaires contre la scrofule et les maladies de peau. Nous en avons déjà signalé quelques-unes, parmi les compositions amères et sudorifiques, qui jouissent toutes, plus ou moins, de la réputation *dépurative*. Ajoutons-leur : les feuilles d'ortie blanche, l'écorce d'orme pyramidal, les fleurs de pensée sauvage.

Les plantes appelées (je ne sais pourquoi) *antiscorbutiques* et qui appartiennent pour la plupart à la famille des *crucifères* (raifort, cresson, cochléaria, trèfle d'eau, graine de moutarde, etc.), sont inusitées en tisanes. Elles forment la base de sirops toniques et reconstituants, qui doivent au soufre et aux essences aromatiques alliacées leur action anti-lymphatique, précieuse surtout chez les enfants et dans le sexe féminin, pour lutter contre la torpeur nutritive, caractéristique du tempérament fémino-infantile.

Les tisanes usitées contre la goutte sont, pour la plupart, *diurétiques*, surtout si on les ingère refroidies. Ce sont : les *cinq racines* (ache, asperge, fenouil, persil, petit-houx), le rhizome du chiendent (*triticum repens*), qui forme la tisane délayante par excellence, la plus commune et la plus usitée dans les hôpitaux, où on la mélange, d'ordinaire, à la réglisse, pour en adoucir la saveur. L'alkékengé ou coqueret est bien déchu de son ancienne renommée : ses fleurs ne servent plus guère qu'à enguirlander les boutiques de nos herboristes.

Parlons de diurétiques plus sérieux. Les feuilles de frêne sont appréciées des goutteux ; la tisane de stigmates de maïs et surtout celle de sabline rouge (*arenaria rubra*) sont aussi efficaces, contre la gravelle, que bon nombre d'eaux minérales très vantées ; les tisanes de ményanthe et de millefeuille, de racines de nard et de fleurs de genêts possèdent aussi un pouvoir diurétique incontestable. On a retiré, d'ailleurs, des fleurs de genêts, la *spartéine,* qui se rapproche étrangement de la digitale par ses propriétés. La pariétaire emprunte au nitrate de potasse des vieux murs (aux pieds desquels elle se plaît à végéter) ses propriétés diurétiques, usitées contre les hydropisies, la gravelle et les cystites. De même, le bouillon d'oseille doit son activité à l'oxalate de potasse contenu dans cette plante potagère. La tisane d'*uva ursi,* « raisin d'ours » ou busserolle (dont les feuilles ressemblent assez à celles du buis) possède, contre les affections chroniques des voies urinaires, une réputation fort méritée. On la prescrit surtout avec succès dans le catarrhe de la vessie et dans la diathèse urique en général.

Les tisanes *emménagogues* servent à régulariser, chez les femmes, certaine fonction dont

L'inconstante Phœbé leur marque le retour.

La rue et la sabine sont des stimulants congestifs qui peuvent être dangereux. Le safran, le dictame de Crète, la grande absinthe et surtout l'*armoise*, la plante de Diane (Artémis), déesse des vierges pâles et aménorrhéiques, ont une action plus anodine, mais réelle. Toutes les tisanes cordiales, aromatiques, *carminatives*, ont, du reste, des propriétés analogues. Les *espèces* carminatives (expultrices des flatuosités) sont : l'anis vert, le carvi, le cumin, la coriandre et le fenouil, toutes graines d'ombellifères; les tiges d'angélique ; le fruit de la badiane ou anis étoilé, s'emploient fréquemment, en tisanes, pour dissiper les vapeurs, calmer les spasmes intestinaux (coliques venteuses) et combattre le tympanisme. La cannelle, la cascarille, la vanille, possèdent un pouvoir analogue. Le fenouil était surtout très estimé des anciens ; le latin peu honnête de l'école de Salerne nous l'annonce ainsi :

Semen fœniculi pellit spiramina culi.

On a aussi recours aux tisanes de quinquina, de mélisse, d'ulmaire, de camomille et de germandrée. Quant aux *espèces aromatiques* du Codex, elles sont représentées par l'absinthe, l'hysope, la menthe, l'origan, le romarin, la sauge, le thym et le serpolet. Ces tisanes empruntent leurs propriétés à des huiles essentielles, dont l'action stimulante et diffusible atteint principalement le système nerveux. Toutefois, les essences de thym, de menthe, de romarin, etc., sont notoirement antiseptiques : ce qui en justifie l'emploi dans les affections d'origine parasitaire ou microbienne. Les anciens faisaient grand cas des propriétés stimulantes et vulnéraires de la sauge, qui était pour eux la plante de longévité, la reine des toniques et des stomachiques : témoin ce vers de l'école de Salerne :

Cur moriatur homo cui salvia crescit in horto !

Je ne veux pas ranger parmi les tisanes ces toniques si remarquables du cœur et du système nerveux qui ont noms café, thé, maté, coca, guarana, kola, etc... Ce sont nutriments médicamenteux, plutôt, que, dans mon *Hygiène de l'estomac*, j'ai rangé parmi les aliments d'épargne, les dynamophores, les anti-déperditeurs. L'infusion de thé est digestive par excellence, l'infusion de maté régularise la fonction intestinale; celle de coca tonifie les cordes vocales dans les laryngites. A ces actions, se trouve indissolublement lié un pouvoir excitant et perturbateur sur le système nerveux en général, pouvoir que j'ai étudié, plus haut, dans le chapitre de ce livre consacré au café.

Ce pouvoir ne se retrouve point dans les tisanes *antispasmodiques*, qui, au contraire, sont sédatives et concilient ordinairement le sommeil. Ce sont, en première ligne, la valériane, qui calme si bien l'irritabilité nerveuse, l'état convulsif, la toux spasmodique, les attaques de nerfs et les manifestations, si changeantes, de l'hystérie en général. Les fleurs et feuilles d'oranger, les bractées du tilleul, la laitue, possèdent une activité antispasmodique bien peu fidèle, essentiellement variable suivant les tempéraments. La médecine populaire revendique aussi, pour calmer les nerfs, les tisanes de violettes, de pied-de-chat, de verveine et la plupart des tisanes carminatives, précédemment énumérées. Nous ne dirons rien du nénuphar, dont la racine fut autrefois si usitée dans les couvents, *ad minuendum monacum*, bien que (chose étrange) elle possède plutôt des propriétés stimulantes et aphrodisiaques !

Pour terminer cette revue rapide, consacrée aux remèdes d'opinion les plus aimés de la médecine domestique, consacrons quelques lignes aux tisanes *vermifuges*, qui trouvent leur utilité dans le jeune âge, essentiellement prédisposé aux vers intestinaux. Les espèces *anthelminthiques* sont : la grande absinthe, la tanaisie, la camomille et le semen-contra. J'ai développé, plus haut, l'utilité de ces fleurs d'*artemisia* (semen-contra) pour expulser les ascarides lombricoïdes. Elles sont beaucoup moins employées, depuis qu'on en a retiré la *santonine*, qui s'incorpore si facilement à des bonbons ou biscuits. La mousse de Corse, la spigélie et la citronelle ont été également détrônées par la *santonine*. Les fleurs de Kousso, rosacée d'Abyssinie, jouissent d'une grande efficacité contre le ténia, surtout lorsqu'on a soin de ne point filtrer leur infusion. Malheureusement, la cherté de ce ténicide et sa nauséeuse amertume ont restreint considérablement son usage en infusion. Il en est de même de l'écorce de grenadier et du rhizome de fougère mâle, que l'on n'emploie habituellement pas sous la forme de tisanes.

J'en ai terminé avec la médecine des *simples*. Le plus souvent inoffensive, elle a les inconvénients de cette qualité : pendant qu'on y recourt, on perd parfois un temps précieux et les bénéfices d'une médication plus efficace. C'est pourquoi nous ne demanderons pas à nos gouvernants d'imiter la pratique du jardin botanique de Madrid, qui distribue, chaque matin, aux pauvres de la capitale espagnole, toutes les plantes médicinales qui leur font plaisir. O médecine des simples !

CHAPITRE XXXV

LES ALCALOÏDES, LEURS AVANTAGES ET LEURS DANGERS

Comme antithèse aux inoffensives tisanes, j'aime à placer, pour la symétrie de cet ouvrage, cette courte étude sur les *alcaloïdes.* Puissants agents médicamenteux, qui se transforment aisément en de redoutables toxiques, les alcaloïdes ont reçu ce nom à cause de leur propriété, commune avec celle des alcalis, de se combiner avec les acides pour former des sels solubles. Les alcaloïdes ne sont autre chose que les *principes actifs* des végétaux ; leur découverte a eu pour effet principal de faire abandonner *la médecine par les plantes*, si en faveur il y a cinquante ans. Avec les alcaloïdes, le médecin sait ce qu'il fait et ne combat plus à l'aveuglette : c'est, comme on l'a dit justement, *la formule substituée à la recette.* En administrant les végétaux en nature, en teintures, en extraits ou en sirops, on risque, trop souvent, de rester en deçà ou d'aller au delà de l'effet médicamenteux désiré. Ce désavantage existe moins avec les alcaloïdes, maniés par un médecin habile et dosés par un pharmacien consciencieux. Il y a une vingtaine d'années, Burggraeve (de Gand) a proposé, sous le nom de *dosimétrie*, une nouvelle méthode curative, dont le but essentiel est la *jugulation* des maladies aiguës. Bien observée, cette méthode ne mérite pas la conspiration du silence qui l'accueillit dans le monde savant. Quand Rasori prescrivait le tartre stibié et Broussais la saignée à hautes doses, ils cherchaient aussi à *juguler*, mais avec moins de succès et davantage d'accidents que les dosimètres.

La découverte des alcaloïdes a aussi permis, (comme nous le dirons plus loin) l'extension de la méthode sous-cutanée, dont les principaux avantages sont d'agir vite et de respecter l'estomac.

Je vais, maintenant, passer en revue quelques-uns des alcaloïdes les plus actifs et les plus usités en médecine. Nos lecteurs salueront au passage la plupart d'entre eux, avec lesquels ils ont déjà fait connaissance, au cours de cet ouvrage.

La *morphine*, entrevue au dix-septième siècle, par Ludwig, fut définitivement isolée de l'opium, en 1804, par Séguin. D'un blanc cristallin et soyeux, d'une saveur amère, la morphine se prescrit aux doses de 1 à 5 centigrammes dans les vingt-quatre heures, pour produire l'action narcotique et stupéfiante. Au delà de cette dose, elle fait mourir dans le coma. On peut, toutefois, à la faveur de l'accoutumance, dépasser considérablement ce chiffre thérapeutique, sans encourir un immédiat danger de mort.

La *cocaïne*, retirée, il y a quelques années, de la feuille de coca, est un poison paralysant du cœur. Elle tue par syncope, principalement les sujets anémiques, à la dose de quelques centigrammes en injections hypodermiques. Ingérée dans l'estomac, elle est beaucoup moins toxique. Elle est à peu près inoffensive en badigeonnages sur les muqueuses, et représente (nous l'avons vu) sous cette forme, le plus fidèle agent de la médication anesthésique locale.

La *quinine*, étudiée au chapitre du *Quinquina*, n'est toxique qu'à la dose de plusieurs grammes.

L'*atropine*, alcaloïde de la belladone, est beaucoup plus dangereuse que les précédents puisqu'elle tue, à la dose de quelques milligrammes, en produisant des symptômes caractéristiques : sécheresse extrême du gosier, allant jusqu'à rendre la déglutition impossible; hallucinations, convulsions et délire furibond ; dilatation considérable des pupilles; paralysie générale et coma profond. L'empoisonnement par l'atropine peut accomplir son œuvre en moins de deux heures. Bouchut appelle le sulfate d'atropine le *réactif de la mort*, parce que la dilatation pupillaire qu'il détermine ne se produit que sur le vivant ..

L'*ésérine* ou *physostigmine*, principe actif de la fève de Calabar, possède la propriété, inverse ou antagoniste de l'atropine, de contracter les pupilles. Cette propriété est, fréquemment, utilisée en oculistique, de même que celle de l'atropine. L'ésérine, employée surtout en collyres, est moitié moins toxique que l'atropine : les symptômes de l'empoisonnement consistent : dans le resserrement du pharynx, l'exagération de la motilité viscérale, le ralentissement d'énergie du cœur.

La *colchicine*, vantée, en granules de un milligramne, contre les accès de goutte franche, constitue, à dose plus élevée, un poison irritant fort dangereux, qui provoque des vomissements, une diarrhée poussée parfois jusqu'au sang, puis la paralysie mortelle du cœur et de la respiration.

La *digitaline*, prescrite aussi par milligrammes dans les affections du cœur (et même par quarts de milligramme si l'on précise « digitaline cristallisée ») tue rapidement par accélération, puis paralysie du cœur, hallucinations, délire, troubles respiratoires et coma... Même à dose faible, la digitaline est dangereuse, si l'on en continue l'usage au delà d'une huitaine de jours; car ce redoutable poison *s'accumule* dans l'économie, jusqu'au jour où éclatent les phénomènes d'intolérance. Ces derniers sont, heureusement, caractérisés par des nausées, vomissements et coliques, prémonitoires d'un danger imminent. La *scillitine*, alcaloïde peu usité de la scille maritime, présente, à peu de chose près, les mêmes dangers que la digitaline.

La *pelletiérine*, retirée de l'écorce de grenadier, est employée contre le ver solitaire, à la dose de 40 à 50 centigrammes. Au delà de cette dose, c'est un poison paralysant, analogue au *curare*.

L'*ergotinine*, alcaloïde de l'ergot de seigle, tue à la dose de quelques milligrammes, en causant des convulsions, du spasme du cœur ou des artères, un refroidissement et une pâleur générales et l'arrêt de la fonction de la respiration. En injections hypodermiques d'un milligramme, c'est un hémostatique très énergique, précieux surtout dans la thérapeutique féminine.

La *cicutine* ou *conine*, alcaloïde de la grande ciguë, se présente sous la forme liquide. Sa saveur âcre et mordicante, son odeur désagréablement vireuse, comme l'est celle de la ciguë, empêcheront probablement toujours, ou rendront, du moins, très difficiles les empoisonnements criminels ou accidentels à l'aide de cette substance, base du poison *judiciaire* des anciens Grecs (mort de Socrate). La cicutine n'est, d'ailleurs, dangereuse qu'à des doses assez fortes, puisqu'on a pu en administrer, impunément, jusqu'à un gramme dans les vingt-quatre heures. J'ajouterai que, maintes fois, j'ai employé, avec succès pour résoudre certaines tumeurs, les frictions avec une pommade au bromhydrate de cicutine.

La *picrotoxine*, glucoside de la coque du Levant, est un poison du système nerveux, agissant, particulièrement, sur le bulbe et sur la moelle épinière. On l'a conseillée dans l'épilepsie, aux doses de 1 à 6 milligrammes. Elle agit presque aussi bien que l'atropine contre les sueurs nocturnes des phtisiques, si pénibles à arrêter parfois.

L'*aconitine* cristallisée est un médicament des plus efficaces et un poison des plus dangereux. C'est par dixièmes de milligrammes qu'il importe de l'administrer, si l'on veut éviter aux sujets susceptibles les risques d'intoxication par ce poison du système nerveux, remède souvent merveilleux des douleurs névralgiques aiguës, congestives, *a frigore*.

L'*hyosciamine*, retirée de la jusquiame, s'emploie aux doses de 1 à 5 milligrammes dans les affections congestives de la moelle et du cerveau, la paralysie agitante, etc.., et rend de grands services dans le traitement des aliénés. C'est un poison du grand sympathique.

La *strychnine* cause la mort, chez l'adulte, aux doses de 1 à 3 centigrammes, après avoir engendré une série de désordres extrêmement douloureux : angoisses, spasmes, contractures analogues à celles du tétanos ou de la rage, accès de raideurs convulsives généralisées, — le tout coïncidant avec une intégrité parfaite de l'intelligence. Ce n'est pas le poison d'élection pour le sujet friand du suicide.

La *vératrine*, alcaloïde de la cévadille, est un poison irritant et convulsif des plus énergiques, si l'on dépasse les doses de 5 à 10 milligrammes en vingt-quatre heures, doses auxquelles cette substance est prescrite comme analgésique et antithermique.

La *nicotine*, alcaloïde liquide et incolore, d'une odeur caractéristique et d'une saveur brûlante, est également un poison nerveux et irritant, qui tue, en peu de temps, à la dose de quelques gouttes. C'est avec la nicotine que le célèbre comte de Bocarmé empoisonna son beau-frère en 1851. L'odeur excessive de tabac, dégagée du cadavre pendant l'autopsie, fit aisément découvrir le crime, qui, pour cette raison, se retrouve bien rarement dans les annales judiciaires. La nicotine est, d'ailleurs, inusitée en médecine.

J'ai fait voir surtout, dans ce chapitre, les dangers inhérents aux alcaloïdes. Ces dangers disparaissent, dans la pratique, si l'on a soin de fractionner les doses. On obtient ainsi, à la fois, une grande tolérance de l'économie pour ces agents si redoutables et l'on peut suivre, pas à pas, les résultats thérapeutiques obtenus. C'est là le principal avantage de la méthode burgravienne qui (malgré ses exagérations et malgré, surtout, une spécialisation excessive) marquera, comme une étape de sérieux progrès, au milieu du fatras nihiliste de la thérapeutique contemporaine.

CHAPITRE XXXVI

LA MÉTHODE HYPODERMIQUE

La méthode hypodermique ou *sous-cutanée* a pour objet l'introduction, sous la peau, de principes médicamenteux, dont l'assimilation par l'organisme se trouve, ainsi, rendue plus sûre et plus rapide. Quand la voie stomacale est fermée et que l'absorption par le tube digestif nous paraît aléatoire, l'hypodermie permet encore le traitement, rationnel et énergique, d'un grand nombre de malades. Proposée par Wood, il y a une trentaine d'années, la méthode hypodermique doit son essor actuel à la découverte des nouveaux alcaloïdes et aux perfectionnements successifs de la seringue dite de Pravaz. Pour éviter les accidents locaux inflammatoires, on doit avoir recours à des substances peu irritantes; on rendra, par le flambage, l'aiguille *aseptique;* on choisira, pour la piqûre, une région particulièrement tolérante, ordinairement le sillon fessier sis derrière le grand trochanter.

Chacun sait les précieuses applications des injections sous-cutanées. Qui n'apprécie les immenses services rendus, contre la douleur, dans les interminables maladies chroniques, par les injections de morphine ? Malheureusement, les méfaits de la morphinomanie sont le triste revers de la médaille. Par les injections de bromhydrate de quinine, on ramène à la vie des sujets sidérés par la fièvre pernicieuse ; les injections d'éther agissent merveilleusement contre le coma et le collapsus ; les injections d'ergotinine enrayent les plus inquiétantes hémorragies ; la caféine s'emploie dans certaines affections du cœur, etc.

On a appliqué aussi au traitement de certaines syphilis graves les injections mercurielles, ordinairement bien tolérées. Enfin, dans ces derniers temps, on a proposé, sans grand succès, du reste, dans le traitement de la phtisie, les injections sous-cutanées d'eau et de glycérine phéniquées, d'huile à la créosote, au gaïacol, à l'iodoforme, à l'eucalyptus, etc... La méthode hypodermique est, dans certains cas, la méthode de choix, lorsque l'estomac, très susceptible, réclame impérieusement respect et ménagements.

Il y a deux ou trois ans, le physiologiste Brown-Séquard proposa de combattre la faiblesse nerveuse et la sénilité, par le moyen d'injections sous-cutanées d'extrait *orchidique* glycériné et filtré. Après avoir subi, de la part du monde savant, un accueil ironique à peu près général, la méthode Brown-Séquard s'introduisit, peu à peu, dans la pratique, qui vit surtout d'innovations, quelque inertes et étranges qu'elles puissent sembler! Aujourd'hui, d'ailleurs, que la période d'emballement a pris fin, il est juste de reconnaître, en faisant même large part à la suggestion et à la révulsion, que les pratiques brown-séquardiennes possèdent (nous verrons tout à l'heure pourquoi) une certaine action stimulante et dynamogénique sur les systèmes nerveux épuisés ou fatigués.

Après le liquide orchidique, emprunté aux testicules des cobayes et des taureaux, on a proposé, contre les infinies variétés de déchéance physique, un grand nombre d'autres extraits organiques, qui se montrèrent moins efficaces. Toutefois, les injections d'extrait de substance grise (cervelle de mouton) possèdent aussi une notable action de remontement. Les esprits pondérés par l'observation clinique n'ont guère signalé, à la suite de toutes ces pratiques étranges (qui ont dû faire tressaillir la grande ombre de Paracelse), de cures bien avérées, de modifications nutritives bien profondes, de brillants retours à la santé. Il ne s'agit, en somme, que d'une incitation nervine ou vitale, baptisée trop ambitieusement : transfusion nerveuse.

C'est, comme nous le disait le regretté Péter, « une béquille que l'on fournit à l'organisme », ce n'est rien de plus : il n'est, désormais, hélas ! aucune illusion possible à cet égard. Vous pouvez, par les liquides organiques, améliorer l'état général de certains malades anémiques ou névropathes, voire même de cachectiques; jamais vous ne sauriez (comme le prétendirent certains outranciers, qui aiment à jouer toujours la fable de « La poule aux œufs d'or »), tabler sur la cure de la phtisie, du choléra, de l'ataxie ou du cancer ! C'est précisément l'extension inespérée de la méthode à tous les cas, qui nous a prouvé combien il fallait en rabattre, de ces superbes assurances. Bien plus, toute stimulation est forcément suivie d'épuisement : je l'ai bien des fois constaté, pour ma part, chez des malades impressionnés d'abord de façon bienfaisante. Méfions-nous, en thérapeutique, des victoires à la Pyrrhus, et de ces bulletins de triomphe, trop tôt remplacés par des bulletins de décès !

C'est égal : voilà l'empirisme thérapeutique

redevenu à la mode. Encore un peu de patience, et (grâce au grelot attaché par Brown-Séquard) nous reverrons, en leur temps, l'*album græcum*, le bouillon de vipères et la poudre de crapaud !

Maintenant, peut-on savoir, me dit le lecteur, comment agissent les injections de liquides organiques ? Possèdent-ils une activité spécifique particulière, due à leurs origines vitales, ou bien doivent-ils leur pouvoir toni-nerveux aux principes phosphatés qu'ils contiennent ? Il est probable que ni l'une ni l'autre de ces explications ne sont plausibles.

A la suite d'expériences scientifiques rigoureuses, Jules Chéron a démontré, dans un livre magistral : *Introduction aux lois de l'hypodermie*, que l'action des extraits organiques n'a rien de particulier. Tout liquide non toxique, introduit dans l'économie par la voie hypodermique, détermine, nécessairement, un relèvement de tension, un surcroît de vitalité. D'après Chéron, le critérium du déchet vital réside dans l'abaissement de la tension artérielle ; c'est en la relevant qu'agit l'hypodermie, à la manière d'une véritable transfusion sanguine.

L'éminent médecin de Saint-Lazare s'est, depuis longtemps, arrêté à cette formule de *sérum artificiel*, dont l'injection (5 à 10 grammes une ou deux fois par semaine) détermine, au *maximum*, les effets de stimulation et de rénovation vitales prêtés aux liquides organiques : chlorure de sodium, 6 grammes ; sulfate de soude, 8 grammes ; phosphate de soude, 4 gr. ; acide phénique neigeux, 1 gramme ; eau distillée stérilisée, 100 grammes. Les sels doivent être très purs ; quant à l'acide phénique, il ne figure dans la formule que pour diminuer la douleur opératoire.

Rien de plus vraisemblable que cette synthèse physiologique de Chéron. Les meilleurs extraits d'organes, les sérums animaux les mieux préparés, donnent-ils un résultat quelconque, lorsqu'on les administre autrement que par la voie sous-cutanée ? Non ; c'est donc l'acte de transfusion proprement dit qui est la cause de la stimulation du système nerveux central, du relèvement du cœur, de l'actionnement vital et nutritif. Le sérum artificiel possède, du reste, une puissance curative beaucoup plus efficace et durable que toute autre injection sous-cutanée, comme accélérateur trophique, stimulant cérébro-spinal, releveur de la tension artérielle : à ce dernier point de vue, seule, la transfusion du sang[1] (opération

[1] Voir, pour cette opération : Dr E. Monin : *La lutte pour la santé*, p. 286.

si peu pratique) pourrait lui être comparée. La transfusion hypodermique réussit surtout contre l'hypocondrie, l'impuissance, la neurasthénie, l'insomnie, la perte d'appétit et l'incapacité digestive, la faiblesse générale, l'adynamie des fièvres et de la phtisie, les péritonites et les tuméfactions chroniques du bassin chez la femme.

Quant au pouvoir dynamique de l'opération elle-même, Chéron l'attribue, uniquement, à la titillation des houppes vaso-motrices des parois vasculaires, qui aboutit, par voie réflexe, à toutes les puissances nerveuses de la vie végétative et de la vie de relation. Cette action stimulatrice n'est, pense-t-il, comparable, comme valeur curative, qu'à la cure d'air, cet autre point culminant de la médecine dynamique. L'une porte sur la totalité des téguments; l'autre sur les alvéoles des poumons; c'est, dans les deux cas, une surface extrêmement vaste de terminaisons sensitives, puisqu'on peut l'évaluer à 150 mètres carrés...

CHAPITRE XXXVIII

LA MÉDICATION RÉVULSIVE

L'ACTION d'*arracher* un mal, de l'attirer au dehors, s'appelle proprement *révulsion*. La médication révulsive a, en effet, pour but de créer, artificiellement, une sorte de fluxion curative, qui détourne, déplace, évacue d'un organe malade la lésion inflammatoire, en lui substituant un travail irritatif plus énergique, mais beaucoup moins dangereux parce que le médecin en est le maître. La sympathie qui unit, solidairement, nos tissus et nos organes, explique les bienfaisants effets de la révulsion, ainsi définis par le Père de la médecine : « Quand deux irritations s'effectuent, simultanément, en deux points différents, la plus considérable anéantit l'autre. »

Duobus laboribus simul abortis, nec in eodem loco, vehementior obscurat alterum.

C'est, assurément, l'observation des phénomènes naturels qui a conduit les premiers médecins à édifier la méthode révulsive. Quand on voit la grossesse suspendre la marche de la phtisie ; la rougeole guérir la danse de Saint-Guy ; l'érysipèle triompher, parfois, du cancer lui-même, on est porté à imiter ce que fait la nature. Comme le dit justement Peter, c'est l'érysipèle qui est la représentation la plus exacte du révulsif spontané : c'est assurément cet acte morbide que s'efforcèrent d'imiter les premiers guérisseurs dont l'esprit inductif proposa la révulsion. Ce qui, entre parenthèses, nous démontre, une fois de plus, que tous les grands remèdes furent les produits de l'*empirisme* (c'est-à-dire d'une expérience terre à terre) avant de s'incorporer au corps de la médecine rationnelle et de venir grossir le patrimoine de notre tradition curative. Cela prouve aussi que, pour flatteuse que soit la doctrine scientifique, notre devoir est toujours d'accepter et même d'encourager, jusqu'à un certain point, les découvertes de l'empirisme. Mes lecteurs connaissent déjà, du reste, ma profession de foi sur ce point important de l'art[1].

[1] Voir mon *Discours présidentiel* à la réunion de la *Presse scientifique* (1893), et l'*Introduction* à mon *Formulaire*.

La révulsion possède son *maximum* d'efficacité contre les lésions mobiles et superficielles, telles que les rhumatismes, les névralgies, l'état congestif. Appliquée au début, elle fait souvent avorter le mal, en excitant la réaction fluxionnaire dérivative. Au déclin des états aigus ou dans les états chroniques, la révulsion ramène, passagèrement, une sorte de période d'acuité, qui bientôt fait place à la résolution intégrale.

Les instruments de la médication révulsive appartiennent aux groupes des irritants, des substitutifs et des dérivatifs. Leur stimulation s'accompagne d'état fluxionnaire ou sécrétoire (*ubi stimulus, ibi fluxus*) ; la douleur plus ou moins vive qu'ils provoquent est suivie d'une sédation plus ou moins complète dans les actes morbides contre lesquels ils sont dirigés.

Pour opérer une révulsion, on peut avoir recours aux agents physiques, aux agents chirurgicaux et aux agents médicaux proprement dits. Parmi les agents physiques, la chaleur a toujours été très employée ; mais, depuis l'invention, si commode, du thermo-cautère, les *pointes de feu* ont subi encore (si cela était possible) un regain de succès. On les utilise surtout sur les articulations et pour combattre les inflammations thoraciques. L'action du froid est actuellement à la mode contre les névralgies, depuis qu'on sait utiliser les propriétés réfrigérantes du chlorure de méthyle... Les bains de vapeur sèche et humide, les flagellations, les frictions, certaines pratiques du massage, le port du gilet de flanelle même, peuvent être envisagés comme des méthodes révulsives, c'est-à-dire capables de détourner le cours du sang et d'empêcher ainsi l'apport des matériaux entreteneurs des lésions.

Les révulsifs chirurgicaux sont : les saignées locales, les sangsues, les ventouses, sèches ou scarifiées, les cautères à demeure, sétons, moxas, l'acupuncture, etc., etc... De tout cet arsenal, on n'utilise plus guère aujourd'hui que les sangsues (fort efficaces surtout dans les inflammations abdominales), et les ventouses (que l'on réserve volontiers aux maladies des voies respiratoires). Les autres procédés sont à peu près abandonnés, du moins en notre pays : mais on les emploie encore, fréquemment, en médecine vétérinaire, et nos frères inférieurs ne s'en plaignent point !

Innombrables sont les agents *médicaux* utilisables par la méthode révulsive : tous ceux qui sont capables d'irriter, de congestionner, de rubéfier, de faire sécréter les téguments externes ont été, successivement, employés. Les adhésifs et agglutinatifs (comme le diachylon, les emplâtres simples, les divers papiers plus ou moins *chimiques*) excitent la peau et déterminent une sorte de *bain de vapeur local*, résolutif. Le collodion (soluté de fulmi-coton dans de l'éther) forme une cuirasse membraneuse rétractile, très adhérente et isolante, qui comprime et resserre les tissus et produit, dans certains cas (péritonite) une action curative des plus utiles, ressortissant à la révulsion, cela est évident.

L'essence de térébenthine, l'alcool, l'ammoniaque, le chloroforme servent de bases aux liniments excitants les plus variés. J'utilise aussi, parfois, l'action caustique des acides sulfurique, nitrique, chlorhydrique et acétique, action, en vérité, fort commode, parce que facile à manier et surtout à limiter. La teinture d'iode agit, à la fois, en comprimant la peau, en la brûlant et peut-être aussi en lui faisant absorber de l'iode : ce qui est certain, c'est que les badigeonnages iodés réussissent merveilleusement dans les bronchites, pleurodynies, névralgies superficielles, etc... On utilise aussi, surtout chez les enfants, le chloral et l'acide phénique dissous dans l'alcool : je le note uniquement pour prouver que je suis dans le train !

Mais c'est l'essence de moutarde qui est encore le révulsif le plus populaire : on sait les pas de géant accomplis, de nos jours, par le sinapisme. Le progrès industriel a transformé ce révulsif si ancien en un agent d'emploi facile et banal contre le lumbago, les points de côté, les douleurs rhumatismales, les congestions, etc... Le cataplasme et le bain sinapisé sont d'un usage courant contre les affections pulmonaires, surtout dans la médecine de l'enfance : il faut se méfier, d'ailleurs, chez certains sujets très sensibles, de l'emploi des sinapismes en feuilles, qui, au bout de quelques minutes, déterminent une douleur gravative intolérable. On a aussi essayé de remplacer la moutarde par l'extrait de piment : mais il est d'une activité plus irrégulière et moins fidèle. L'écorce du garou est aussi un rubéfiant; mais, on ne l'utilise guère que pour activer la suppuration des vésicatoires. Il appartient donc au tiroir des vieux remèdes.

Le contact des orties détermine une éruption papuleuse brûlante, dont les effets dérivatifs étaient fort appréciés des anciens contre le coma, la paralysie, ainsi que pour le rappel de flux habituels (règles, hémorroïdes, etc.). On n'emploie plus guère les orties. L'huile de croton-tiglium (qui, à la dose d'une goutte, est le plus violent des purgatifs) produit rapidement, sur la peau, une inflammation vésiculeuse révulsive. Il en est de même de la pommade stibiée et de l'emplâtre spécial confectionné avec la racine de thapsia, si cher à la médecine des concierges !

Lorsqu'on veut produire une vésication rapide, on a recours à l'eau chaude (marteau de Mayor) ou bien à l'ammoniaque, appliquée en compresses bien imbibées. L'emplâtre vésicatoire du Codex est formé de poix, cire, térébenthine et poudre de *cantharides*, qui en sont le principe actif. On le saupoudre de camphre et l'on fait boire deux à trois litres de lait au malade, pour empêcher l'action irritante de la cantharidine sur les reins. Le nettoyage préalable de la peau à l'alcool et le pansement du vésicatoire avec la vaseline boriquée empêchent les *furoncles* consécutifs. Il est vrai que ceux-ci sont de très bons révulsifs !

J'ai parlé, jusqu'ici, de la révulsion cutanée. Mais les agents dérivatifs spoliateurs du sang (saignées générales) ou de la sérosité (purgatifs), les sudorifiques, diurétiques, vomitifs, etc., sont aussi, dans leur genre, des révulsifs, puisqu'ils déterminent, de manière analogue, des réactions vitales salutaires, immédiates ou lentes ! Toutefois, j'estime que le langage médical tend, de plus en plus, à réserver le nom de *révulsifs* aux médications externes. Puisse l'Académie consacrer bientôt ce sens exclusif ! A moins, pourtant, qu'elle n'admette, avec Pidoux, que toute médication est une *contre-maladie* introduite dans l'organisme pour un but curatif : ce qui peut se soutenir.

Assurément, le temps des exutoires à demeure est bien passé et l'ère des cautères et des sétons nous paraît définitivement close. Mais la méthode révulsive subsiste toujours, en dépit des théories, comme l'une des plus puissamment curatives. Elle se rajeunit, de temps en temps, et réapparaît sous la forme du *stypage*, des *abcès de fixation*, des *injections sous-cutanées* irritantes. Mais, dans le fond, c'est la même méthode, toujours heureuse et salutaire, depuis les temps héroïques de l'hippocratisme, jusqu'au règne actuel des microbes... et du *scepticisme* médical, contre lequel aucun *antiseptique* n'a encore, hélas ! prévalu...

La révulsion possède une activité si grande, qu'elle peut se produire à de notables distances de la région atteinte : que de saignements de nez n'a-t-on pas arrêtés, depuis Galien, par la simple application d'un vésicatoire au foie (sous les fausses côtes, à droite) ? Toutefois, mieux vaut chercher à appliquer le révulsif dans une région connexe avec celle qu'on se propose de modifier. Ainsi se provoqueront, plus directement, cette action nerveuse réflexe, d'essence vaso-motrice ; ces mouvements d'inhibition, de fluxion ou de transposition spoliative, qui constituent, en somme, toute la méthode. D'ailleurs, il est évident que l'action *de voisinage*, localisée ou élective, ne saurait mettre obstacle à une influence plus *générale* de l'acte révulsif, si, toutefois, cette influence est bien démontrée dans la science.

Quoi qu'il en soit, il est juste de répéter, avec Gintrac, que toute révulsion dont se ressent l'organe malade est mauvaise.

CHAPITRE XXXVIII

LA MÉDICATION OPÉRATOIRE

Elle doit, assurément, prendre place, au premier rang, parmi les médications héroïques. Mais il est incontestable que, de nos jours, Son Altesse la Chirurgie décide, trop facilement et trop vite, de mainte opportunité opératoire. Je sais bien, hélas ! que l'intervention de la chirurgie doit être précoce, pour être efficace, et qu'elle peut rester hardie : mais, avant tout, il nous la faut prudente et consciencieuse. Les progrès des pansements et la suppression anesthésique de la douleur ont pu faire pâlir, un instant, l'étoile de la chirurgie *conservatrice :* mais l'éclipse de cette dernière n'est point justifiable. Tant que l'on n'a pas essayé toutes les méthodes médicales pour sauver l'existence d'un organe, on n'a pas le droit légitime d'enlever cet organe, si malade qu'il puisse paraître. J'excepte, bien entendu, les cas d'urgence, dans lesquels il n'y a pas à tergiverser, la vie même du client se trouvant en danger immédiat.

Le docteur Thompson n'hésite pas à déclarer que beaucoup de chirurgiens sont trop portés à prendre le bistouri : d'abord, par la curiosité d'un diagnostic exact, ensuite par l'intérêt d'honoraires élevés ; et enfin, par le désir d'intervention sanglante, qui pousse un certain nombre de malades dans les cabinets chirurgicaux. C'est, en effet, pour ces raisons que l'on opère trop, et que l'on opère des cas parfaitement curables médicalement ; aussi, beaucoup de nos confrères américains demandent-ils aujourd'hui le secours de la loi pour faire cesser ce débordement d'incisions exploratrices et de « charcuterie inutile », dont l'antisepsie couvre les fautes.

Il me semble, quant à moi, que la loi n'a rien à faire ici : c'est tout bonnement une question de morale, et de morale évangélique même : Ne faites pas à autrui, etc... Ou plutôt, avant d'entreprendre un acte opératoire, demandons-nous toujours ce que nous ferions, si nous étions en présence d'un cas semblable, intéressant une personne de notre famille. Neuf fois sur dix, le cœur nous répondrait de rester *conservateurs*. Les cas litigieux ne doivent, d'ailleurs, être *tranchés* que par des consultations.

Et ici, je ferai la part belle à la chirurgie : je pense qu'un médecin doit toujours avoir recours aux lumières de deux chirurgiens. Car j'estime que, si les témérités chirurgicales ont sacrifié bien des malades, l'ignorance des médecins en a... laissé mourir aussi un assez grand nombre.

Le grand tort de la chirurgie, c'est de s'être laissée aller à pratiquer une foule d'opérations inutiles, sous le fallacieux prétexte qu'elles sont inoffensives, au moins dans leurs suites immédiates : ce sont toutes ces opérations *de luxe* qu'il faut bannir, ainsi que ces opérations exploratrices, qui ne font que flatter la paresse de nos diagnostics. L'ablation d'un organe tient plus de la défaite que du triomphe thérapeutique ! Le chirurgien devrait souvent prendre pour devise l'*effugere est triumphus* du poète latin, et pour ligne de conduite l'expectation armée : en d'autres termes, *rester médecin ;* puisque le progrès des temps a voulu qu'il ne soit plus le garçon boucher de l'époque hippocratique ! « Une opération, a dit le grand opérateur anglais Abernethy, est la honte du vrai chirurgien, dont l'art consiste surtout à éviter qu'elle devienne nécessaire. »

La chirurgie contemporaine a été tellement prodigue de mutilations à l'égard du sexe faible, qu'un spécialiste (et un chirurgien de Paris) a pu récemment affirmer l'inutilité (soyons polis) des huit-dixièmes au moins de ces opérations. La castration ovarienne se pratique, couramment, pour de simples névralgies rebelles, la plupart du temps entées sur de l'hystérie, c'est-à-dire parfaitement injusticiables d'une opération de ce genre, la femme souffrant alors, si j'ose m'exprimer ainsi, d'une ovarite à son cerveau ! Vraiment, on en est à se demander si, en multipliant les opérations sensationnelles et en rendant suraigu le *prurigo secandi*, les méthodes antiseptiques n'ont point fait plus de mal qu'elles n'ont, par ailleurs, réalisé de bien ! L'antisepsie, en tout cas, nous a fait payer cher ses bienfaits : je livre cet aphorisme aux adversaires du docteur Després et des pansements sales...

En diminuant (j'admets même *en supprimant*) la gravité *immédiate* d'un acte opératoire, les méthodes modernes ne suppriment point les conséquences *ultérieures* d'une opération. L'ablation d'un organe et surtont des organes sexuels (qui jouent, dans la vie de l'individu et dans celle de l'espèce, un rôle si considérable), l'ablation d'un organe rompt l'équilibre fonctionnel de l'économie tout entière, où tout est solidaire : le corps humain est-il autre chose qu'un seul et grand organe ?

« Le chirurgien doibt, dit très justement Ambroise Paré, sçavoir contrefaire le médicin. » La chirurgie ne saurait, sans danger, divorcer avec la médecine. L'opérateur du roi Louis XV voulait, entre ces deux branches de la science, « élever un mur d'airain », disait-il. — « De quel côté, lui objecta malignement le roi, placerez-vous le malade ? »

Avec un grand bon sens, Jules Chéron propose d'appliquer à la femme les principes que la chirurgie contemporaine applique aujourd'hui aux fractures graves. Avant d'amputer un membre broyé, on a d'abord recours aux ressources, parfois miraculeuses, des pansements, pour sauver ce membre. Pourquoi donc tant de laparotomies ? Pourquoi pareil délire de mutilations ? Ne devons-nous pas essayer (avant de parler d'enlever un organe) la longue série des pansements, des scarifications, du curettage, des pointes de feu, excisions partielles, dilatations, massages et électrisations locales, et parcourir la gamme de la chirurgie médicale et conservatrice, au lieu d'aller, d'une traite, au sommet du calvaire, qui est l'ablation ?

J'ai, tout à l'heure, parlé, incidemment, des velléités d'opérations manifestées énergiquement par un certain nombre de malades. Ces velléités vont, parfois, jusqu'à une véritable obsession mentale, se traduisant, à son tour, par des suggestions auxquelles le chirurgien, ce *père Coupe-Toujours*, ne se fait point faute de succomber. Schiffers propose de donner à cette variété d'hystérie le nom de *tomomanie* (du grec *temnô*, je coupe). Assurément, cette vésanie « fin de siècle » est le produit du reportage et du roman naturaliste, — comme la criminalité est souvent excitée par les lectures du genre Ponson du Terrail.

Certains névropathes exaltent leurs cerveaux malades, en songeant à l'appareil pompeux des solennités opératoires; ils en font la véritable apothéose de leur maladie plus ou moins réelle, la suprême consécration de la notoriété malsaine dont ils sont étrangement assoiffés! Le chirurgien doit résister à ces êtres, obsédants à force de vouloir être intéressants. Une fois, dans ma pratique, je n'ai pu me séparer d'une malade de cette espèce qu'en simulant, après anesthésie, un acte opératoire imaginaire, dont (je me hâte de le dire) le résultat moral fut bien meilleur que si l'opération avait été réelle.

Pour résumer ce chapitre, je citerai les prophétiques paroles tombées, il y a cinquante ans, de la bouche de Dubois (d'Amiens) : « Si la chirurgie, longtemps opprimée, marche aujourd'hui l'égale de la médecine, il ne faut pas qu'elle oublie que c'est en s'appuyant sur sa compagne et en lui demeurant fidèle, qu'elle restera grande, forte et bienfaisante [1]. »

[1] Dubois : *Eloge de Roux*.

D'ailleurs, nous sommes encore heureux, malgré ses excès, de posséder la chirurgie d'aujourd'hui, si nous songeons à ce qu'était celle d'autrefois! Jugez-en par cette simple anecdote : Dionis (XVIIe siècle) parle d'un « chyrurgien de romptures » qui ne nourrissait son chien que de testicules enlevés à ses clients, pendant l'opération de la hernie : le chien se tenait sur le lit ou la table, près de son maître, « attendant le friand morceau qui lui était lasché, ce à l'insu des assistants, qui auroient juré que le patient avoit tousiours ses parties ». *Ab uno disce omnes* [2]...

[1] La chirurgie antique résumait en ce vers les qualités exigibles d'un bon chirurgien :

Sit juvenis, strenuus, solers, audax, immisericors.

En supprimant la dernière *qualité* (?) c'est encore le meilleur portrait du chirurgien de nos jours, beaucoup plus doux et plus humain.

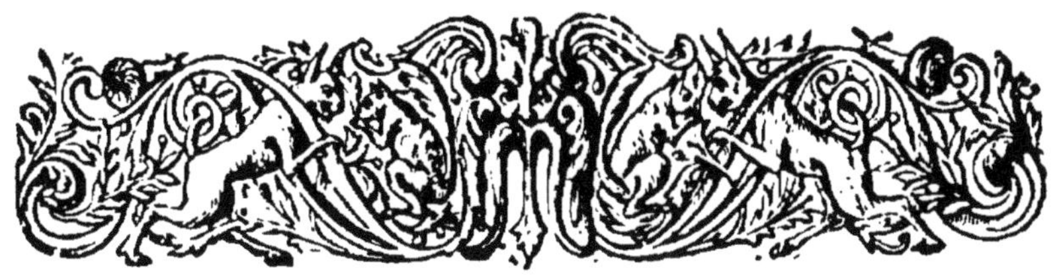

CHAPITRE XXXIX

LA MÉDICATION PAR L'HYDROTHÉRAPIE [1]

L'HYDROTHÉRAPIE est l'une des colonnes fondamentales de la médication hygiénique : elle constitue fréquemment le seul remède rationnel à diriger contre les affections nerveuses et contre la plupart des troubles fonctionnels à lésions indéterminées. Constamment, en effet, l'alanguissement des fonctions de la peau témoigne de l'amoindrissement nutritif et cause la diminution des forces plastiques. En réveillant la perspiration cutanée, en excitant la calorification, l'action externe de l'eau provoque des dérivations salutaires, par l'entremise évidente des nerfs vaso-moteurs

[1] Voir, sur l'hydrothérapie considérée au point de vue de l'hygiène, mon ouvrage : *La santé par l'exercice* (Doin éditeur), et mon *Précis d'hygiène* (en collaboration).

et du système capillaire des vaisseaux. Je ne prétends pas, avec le secours de ces belles phrases, vous éclaircir bien vivement, chers lecteurs, les arcanes de l'hydrothérapie : l'action curative, ici, comme dans bon nombre de médications héroïques, est une action vitale intime et mystérieuse : « Je ne sais pas comment agit l'hydrothérapie, dit l'un de nos maîtres en cette spécialité, le docteur Emile Duval : il me suffit qu'elle agisse. »

L'hydrothérapie se ressent encore, de temps à autre, de ses origines empiriques. Après le paysan Priessnitz, c'est aujourd'hui le tour du curé Kneipp, qui, par des pratiques hydropathiques, en apparence étranges, veut expulser du sang « la matière peccante » et entreprendre la rédemption dépurative de notre triste humanité. Espérons que le charlatan en soutane laissera à ses héritiers la douzaine de millions qui fut gagnée, naguère, par le berger silésien ! Voici, en deux mots, la doctrine (???) de l'illustre curé de Bavière : il rejette, naturellement, la douche scientifique, qui est, pourtant, l'engin curatif tonique et stimulant par essence. Comme originalités, il recommande : la marche nu-pieds dans l'herbe humide; les affusions froides, limitées aux genoux; le bain non suivi d'essuiement; le régime vestimentaire de lin.

Quant aux guérisons, n'en doutez pas : il en

opère ! Sa clientèle se recrute, en effet, comme celle de Lourdes, parmi les hystériques, les neurasthéniques et toute cette nombreuse kyrielle de malades de l'esprit, éternels joujoux de la suggestion thaumaturgique : c'est sur cette clientèle spéciale que tablent, avec raison, tous les guérisseurs aigrefins, fauteurs de systèmes nouveaux et excentriques. Quant à l'*emballement* qui mène à Wœrishofen de longues théories de pauvres malades, il s'explique suffisamment par cet esprit de prosélytisme qui anime tous les névropathes. La « kneippomanie », comme la morphinomanie, et aussi comme leur grande sœur, l'homœopathie, figure au nombre, déjà imposant, des épidémies mentales !

Il est, d'ailleurs, absurde de préconiser un système hydrothérapique monocorde. Si l'hydrothérapie, presque toujours utile et bien rarement nuisible, rencontre, à la vérité, peu de contre-indications, c'est précisément qu'elle est susceptible, dans ses applications, d'une infinité de variétés ; graduations de durée, de température, de pression, diversités des procédés hydriatiques, applications locales ou générales, etc. C'est pourquoi aussi elle ne saurait sortir, sans en être amoindrie, des mains médicales les plus expérimentées. Elles seules régleront les ablutions et douches, pour les administrer chaudes, froides, tièdes, alternatives, en pluie, en cercle, en colonne, etc., etc. Aussi, l'hydrothérapie empirique ou les affusions à domicile ne remplissent que bien rarement le programme thérapeutique rêvé : les pratiques hydriatiques mal réglementées nous ont même toujours semblé plus nuisibles qu'utiles. Vouloir, d'ailleurs, appliquer l'hydrothérapie à toutes les maladies, ce serait, littéralement, être partisan de la médecine tombée dans l'eau !

Avant et après les douches, il faut marcher, s'exercer le corps ; il faut se déshabiller promptement, se mouvoir aussi pendant la douche, se rhabiller à la hâte, après s'être fait masser ou frictionner, et s'exercer après la douche. Au bout de quelques jours d'hydrothérapie, le sujet s'aperçoit que sa peau, plus rude, est moins impressionnable aux influences du dehors : elle a subi une augmentation de tonalité, qui, peu à peu, retentit sur l'économie entière. L'irritabilité nerveuse générale se trouve apaisée, la circulation stimulée, le lymphatisme neutralisé et les grandes fonctions de la nutrition se régularisent, grâce à la résurrection de la peau et à l'exaltation circulatoire.

La douche *froide* est celle qui possède, au plus haut degré, cette puissance perturbatrice de bon aloi, qui aboutit, finalement, à une action toni-sédative. Elle est surtout utile chez les anémiques, les névrosés, les lymphatiques, les paludiques, les diabétiques, les goutteux atoniques, et c'est vraiment, dans ces cas-là, une puissante médication, que le regretté Moleschott ne craint point d'appeler le *souverain des remèdes!* La douche froide accroît, en effet, l'ensemble de la vitalité, en amplifiant les combustions respiratoires, en assouplissant les muscles, en équilibrant le système nerveux, en rendant, enfin, plus profonds et plus intimes, les échanges organiques de nos cellules, et perfectionnant, de cette manière, l'intime nutrition de tous nos tissus vivants. La douche froide doit être de très courte durée : si elle dépasse une minute, elle peut devenir dangereuse, par l'absence de réaction. Il faut, généralement, l'administrer en jet, brisé avec les doigts, avec une certaine pression (1 1/2 atmosphère) indispensable pour assurer, précisément, la régularité de la période réactionnelle. La douche froide en jet se donne, d'abord, sur le dos, puis sur le tronc, la poitrine et les membres ; on la termine par une douche de pieds, essentiellement décongestive de la tête et des viscères.

La douche *en pluie* s'administre à l'aide d'une pomme d'arrosoir placée à trois mètres au-dessus du sol : on couvre, d'ordinaire, la tête pendant l'opération. La douche *en cercle*, dans laquelle il se fait un véritable tourbillon de poussière aqueuse, est encore plus excitante que celle en pluie.

Il est une pratique hydrothérapique appliquée surtout dans la médecine journalière. C'est l'enveloppement prolongé dans le *drap mouillé*, souverain contre les fièvres graves, lorsqu'on souhaite la chute d'une température exagérée, l'apaisement d'un cœur fou, la disparition de la douleur et de l'insomnie ayant résisté aux antispasmodiques et aux analgésiques ; enfin, l'élimination, par la peau, d'un certain nombre de poisons morbides, dont la présence dans le sang assombrit singulièrement le pronostic. Le drap, mouillé d'eau froide, galvanise, en quelque sorte, les nerfs du tégument externe, réveille la sudation et provoque, fréquemment de merveilleux réflexes curatifs. Combien de typhoïques, de pneumoniques, de rhumatisants et de scarlatineux auraient succombé sans l'application du drap mouillé !

La douche *chaude* possède une activité calmante que j'ai fréquemment utilisée, pour ma part, dans le but de guérir la fatigue musculaire, d'apaiser des spasmes nerveux, de calmer le prurit cutané de l'urticaire ou du lichen. La douche chaude se donne à 36 ou 37 degrés. Son action diffère entièrement de celle du bain chaud : si le bain chaud débilite, la douche chaude (quoique sédative) est surtout une pratique toni-stimulante, en vertu, probablement, de son action percutante sur les filets nerveux de la peau. Je recommanderai également les douches écossaises et les douches alternatives contre l'excitation nerveuse rebelle, les névralgies chroniques, le rhumatisme déformant et les dyspepsies acides avec disposition migraineuse habituelle. « Aqua calida dolores eximit, » a dit le Père de la médecine, en l'un de ses aphorismes immortels.

CHAPITRE XL

LA MÉDICATION PAR LE MASSAGE[1]

Connu de toute antiquité, le massage n'est plus aujourd'hui une méthode médicale empirique : comme l'hydrothérapie, comme l'électricité, il est devenu l'une des branches scientifiques de l'art curatif. Il a donc sa technique spéciale, ses indications, ses contre-indications.

En comprimant les tissus, le massage favorise la circulation, excite les contractions musculaires, active l'assimilation et la désassimilation des cellules vivantes et détermine certaines incitations électro-calorifiques, encore mal élucidées.

Pratiqué hors de saison ou de façon défec-

[1] Voir aussi, sur cette question du massage : *La santé par l'exercice*, par le Dr E. Monin, p. 166.

tueuse, le massage est capable de faire beaucoup de mal ; inversement, il est très utile, lorsqu'il est mené avec intelligence, en pleine connaissance de l'anatomie et de la pathologie. C'est assurément un art délicat, qui demande autant de doigté et de force nerveuse que d'expérience clinique : c'est pourquoi j'estime qu'il est au moins imprudent de le laisser en dehors de mains médicales. Les profanes ne l'ont déjà que trop compromis !

L'*effleurage*, la *friction*, le *pétrissage*, la *percussion* et la *trépidation*, procédés qui se définissent d'eux-mêmes : voilà, à peu près, toute la gamme massothérapique, — bien que certaines virtuoses de cette partie y ajoutent parfois, je le sais, quelques notes de leur cru. Toutes ces pratiques visent, en somme, au réveil de la languidité des tissus et organes. Toutefois, l'effleurage semble surtout doué du pouvoir précieux d'émousser la sensibilité à la douleur. Aussi sert-il de prélude ordinaire au pétrissage et aux percussions. On voit souvent des patients pratiquer d'ailleurs, sur eux-mêmes, instinctivement, l'effleurage, et, sous le prétentieux vocable de *passes*, on connaît l'usage qu'en font certains irréguliers de l'art de guérir, jaloux des lauriers de feu du Potet !

Le massage ne doit jamais être pratiqué à sec, mais avec la main enduite de glycérine, de vaseline ou de poudre de talc. C'est, en résumé, une méthode d'équilibration fonctionnelle, dont on peut toujours attendre d'utiles services, soit en l'absence de réussite d'autres médications, soit comme adjuvant d'un traitement interne ou comme complément d'une cure hydriatique.

Lorsque le massage est complémentaire du bain, il est dit, alors, *hygiénique*. Nous devons cette variété de massage aux Orientaux, fort habiles dans toutes les manipulations somatiques générales, qui suppléent ainsi au défaut d'exercice musculaire et luttent contre les tendances à la dépression vitale, communes aux pays d'Orient. Je crois (sans pontifier) que l'on peut laisser entre les mains d'un garçon de bains avisé le massage post-balnéaire, qui ressortit, en somme, fort peu à la physiologie savante. Car il ne consiste guère qu'à provoquer, un peu partout, une série de mouvements *passifs* ou communiqués, destinés à imprimer aux tissus une nutrition moléculaire plus vive, et à rendre à la musculature amollie sa tonicité, en augmentant, sans effort, sa puissance fonctionnelle. Le massage général a donc des effets assez analogues à ceux de l'exercice, sur la circulation du sang et l'équilibration du système nerveux. Aussi, convient-il surtout aux diabétiques, aux goutteux, aux obèses, aux névrosés et, en général, à tous les ralentis de la nutrition...

Je n'insisterai pas, à propos du massage *local*, sur les effets que l'on en retire, en chirurgie, pour le traitement des contusions, des entorses, des arthrites, des luxations, et même de certaines fractures. Les engorgements glandulaires, les contractures et les rétractions trouvent aussi, dans le massage bien fait, un *refugium* curatif indiscutable. C'est merveille de voir combien la massothérapie habilement conduite assouplit une région malade et la dégorge, en activant la résorption d'une foule de reliquats inflammatoires. Les atrophies musculaires, raideurs, paralysies, impotences fonctionnelles de divers ordres sont, parfois, vaincues en quelques séances. Toutes les fois qu'une région a besoin d'être détergée de ses infiltrations et réveillée de sa torpeur musculaire, on peut, presque à coup sûr, avoir recours au massage. Mais il faut, toutefois, que le massage soit *indolore :* c'est là une règle presque absolue, à observer étroitement si l'on veut réussir.

Dans les maladies de l'estomac et de l'intestin, j'ai obtenu d'excellents résultats surtout du massage *vibratoire*, pour stimuler les fibres musculaires lisses de l'estomac et de l'intestin, frappées d'atonie et triompher de l'obstruction de la veine porte. Le massage augmente et régularise la circulation veineuse abdominale engorgée, excite l'activité motrice du tube digestif dans les dyspepsies flatulentes et les dilatations de l'estomac et du gros intestin. Chez les femmes (et chez bien des hommes aussi) ayant doublé le cap périlleux de la quarantaine, le massage de l'abdomen a l'avantage de faire résorber le surcroît de graisse épiploïque, qui est un obstacle au bon fonctionnement gastro-intestinal. Il confère aussi aux muscles des parois abdominales une plus grande vigueur et remédie, de cette manière, à certaines constipations invincibles, dues à l'inertie des tuniques de l'intestin et à la flaccidité musculaire externe. Bien pratiqué, le massage fait, d'ailleurs, cheminer gaz et matières solides, qu'il balaie et chasse, en quelque sorte, de proche en proche.

Le massage du ventre est, naturellement, contre-indiqué, toutes les fois qu'on soupçonne un état inflammatoire aigu ou subaigu : il doit, ainsi, être interdit dans le cancer, les ulcères de l'estomac et de l'intestin, les typhlites et phlegmons iliaques. D'ailleurs, si l'on a soin de graduer toujours les pratiques massothérapiques et de doser, pour ainsi dire, l'intensité manipulatrice, on ne saurait (même au cas, fréquent, de doute diagnostique) être bien nuisible au malade.

Dans toutes les formes chroniques du rhumatisme, et surtout dans le torticolis et le lumbago, le massage est très utile : il empêche l'inflammation et l'atrophie. Dans les cas de *tour de reins*, il ne faut pas hésiter à employer le *kamgriff* des Allemands, c'est-à-dire les pressions à poings fermés, que l'on fait suivre de pétrissage et de vigoureuses hachures, dans le sens de la masse sacro-lombaire.

Les Allemands vantent beaucoup aussi le massage dans les maladies du cœur, lorsque la circulation est très gênée et que le sujet est menacé de stase passive ou d'hydropisies. Pour ma part, je conseille surtout le massage dans les cas de dégénérescence graisseuse du cœur, d'asthme et de bronchite chronique rebelle, avec ou sans emphysème. On dirait que les ébranlements moléculaires de la paroi thoracique modifient la constitution anatomique autant que le fonctionnement des organes contenus dans la poitrine.

Dans les anémies et chloroses graves, le massage est indiqué pour suppléer à l'exercice et corser l'assimilation abaissée. On remplace ainsi, par des éléments neufs, les globules et cellules altérés. C'est là une littérale transfusion de forces, un coup de fouet efficace donné à la circulation et à la calorification, surtout si le massage est régulier et suffisamment prolongé (qninze à trente minutes par jour).

Dans les maladies de la nutrition, telles que le diabète, la syphilis, l'arthritisme à forme lymphatique, je me méfie du massage, que j'ai vu produire, maintes fois, des éruptions confluentes de furonculose et d'ecthyma.

Dans tous les cas de dépression, d'épuisement du système nerveux, et principalement chez les neurasthéniques et les hypocondriaques, alors surtout que l'insomnie et la douleur abdominale dominent la scène morbide, le massage est indiqué. Il est plus efficace encore dans le traitement de la danse de Saint-Guy et des crampes professionnelles. Dans cette triste et incurable maladie qu'on nomme la *paralysie agitante*, le massage constitue l'un des rares traitements capables d'équilibrer le muscle affolé et de renforcer un peu la résistance vitale. Enfin, le tapotement et les pétrissages énergiques conviennent parfois pour la cure de névralgies sciatiques ou faciales réfractaires à tout traitement.

Un mot encore, pour terminer ce chapitre déjà prolixe, un mot sur les maladies des femmes, considérées dans leur traitement par le massage. Appliqué régulièrement à la région lombo-sacrée, le massage est un excellent agent décongestif de l'utérus : Chéron le conseille chaudement dans la dysménorrhée des jeunes filles. Quant au massage utérin proprement dit, dont la technique est due au major suédois Th. Brandt, c'est, parait-il, une méthode également précieuse pour guérir, sans opération, certaines affections douloureuses de cet organe, si tyrannique, autour duquel la femme semble, dit-on, avoir été bâtie...

Une pratique qui se rapproche du massage, c'est le *repassage*, sorte de friction avec des fers chauds promenés sur une flanelle. C'est de ce moyen empirique, très ancien, que parle, si gaîment, dans l'une de ses lettres, Mme de Sévigné. Le repassage infiltre, en quelque sorte, dans nos tissus, une provision de calorique sec. Je le conseille, avec plein succès, dans les indigestions des dyspeptiques et dans toutes les variétés de douleurs rhumatismales dépourvues d'état fébrile. C'est un petit moyen à ajouter à la médecine du bon sens, qui n'est pas la plus mauvaise, parfois...

CHAPITRE XLI

LA MÉDICATION PAR L'ÉLECTRICITÉ

MONTGOLFIER écrivait, en 1785, que, dans cent ans, le monde serait changé par deux choses : l'électricité et les comptes courants. A vrai dire, la médecine est encore l'une des institutions humaines qui ont été le plus médiocrement influencées par le fluide électrique..., et même par les comptes courants !

La plus ancienne application médicale de l'électricité dont l'histoire fasse mention eut lieu sous l'empereur Claude : le médecin Scribonius Largus utilisa, avec succès, les commotions produites par ce curieux poisson, la torpille ou raie électrique, pour combattre un mal de tête qui avait résisté à toutes les médications. Les appareils ont été quelque peu perfectionnés, depuis cette époque ; aussi, voyons-nous s'étendre, tous les jours, au dix-neuvième siècle, le rôle curatif de l'électrothérapie, parallèlement aux gigantesques progrès réalisés par l'instrumentation, à notre période si inventive...

Sans vouloir jeter la moindre suspicion sur la remarquable influence qu'exerce, dans nos phénomènes vitaux, l'électricité, cette grande force physique, je crois qu'il faut, pourtant, faire une certaine part à la suggestion, dans les réussites, parfois prestigieuses, d'une méthode de traitement qui impressionne assez vivement les imaginations nerveuses, prédisposées à croire à tout ce qui leur semble bizarre et merveilleux. Cette réserve faite, j'estime qu'il y a lieu d'utiliser, de plus en plus, les heureux résultats, dus à l'électricité, qu'enregistrent journellement la médecine et la chirurgie. Assurément, bien des points obscurs sont encore à l'étude : mais il y a aussi des conquêtes indiscutées, des indications fidèles et efficaces. A la condition d'éviter les applications douloureuses, de se méfier des courants trop énergiques, chez les sujets très nerveux, et surtout de ne point traiter ainsi un certain nombre d'affections coutumières de poussées fébriles ou congestives, la médication électrique doit faire partie intégrante de l'arsenal curatif de tout médecin instruit et progressiste. On est arrivé, d'ailleurs, de nos jours, à pouvoir doser, aussi facilement et sûrement qu'un médicament, le courant électrique lui-même, et à formuler de façon précise, les conditions qui le rendent, tour à tour, stimulant ou sédatif, révulsif ou dolorifuge, etc., etc.

Comme l'a excellemment définie Tripier (un savant médecin français auquel, à défaut de la gratitude de nos contemporains, la postérité rendra peut-être justice), l'électricité médicale a pour but prochain de solliciter des réactions fonctionnelles ou nutritives, en agissant sur la nutrition par la fonction, et réciproquement. Pour toucher à ce but, le médecin a recours aux diverses sources (statique, dynamique ou d'induction) productrices du fluide électrique.

L'électricité *statique*, soutirée à l'atmosphère (et que l'on nomme aussi l'électricité *de frottement* ou *de tension*), s'applique, ordinairement, sous la forme généralisée de *bain électrique*, forme dans laquelle le corps se trouve plongé au sein d'effluves fluidiques continus. On utilise aussi le *souffle* et les frictions statiques, pulvérisations, etc... dont les modalités ont été surtout perfectionnées par les appareils du docteur Huguet. L'électricité statique, fort populaire au siècle dernier, a été remise à la mode médicale, depuis trente ans, grâce aux travaux d'Arthuis et de Vigouroux. Il est avéré que le bain électro-statique régularise, équilibre et tonifie notre machine organique, par l'intermédiaire probable de nerfs sensibles de la peau et du système vaso-moteur.

L'inhalation d'*ozone* (gaz né de l'électrisation de l'oxygène aérien) n'est peut-être pas non plus étrangère aux bons effets produits. On peut recourir à ce mode de traitement dans l'anémie rebelle, la neurasthénie grave, l'irritation de la moelle épinière, l'insomnie nerveuse, l'impuissance, la torpeur intellectuelle, certaines variétés d'hystérie. Il ne faut pas demander à l'électricité statique de faire des miracles : elle est lente à agir, mais elle agit, assez bien, comme tonique du système nerveux et accélératrice de la nutrition ralentie. Je lui dois, pour ma part, l'amélioration de bon nombre de dyspepsies nerveuses invétérées et rebelles.

Dans l'électricité *dynamique*, franklinisation ou *galvanisme*, le fluide est soutiré au sol et non plus à l'air. On emploie avec succès ce mode de traitement contre les engorgements, les atrophies, les paralysies. La paralysie infantile, dont le pronostic est si sombre, guérit très bien, lorsqu'on sait lui appliquer le galvanisme dès le début des accidents. Il est très probable que c'est par une action chimique sur le milieu humain, bon conducteur, qu'il faut expliquer ces résultats : les effets chimiques provoquent, comme le veut Boudet, de nouvelles combinaisons dont le total final est la modification de la force nerveuse.

Ce sont surtout les courants d'*induction*, continus ou interrompus, qui (grâce à la commodité et aux perfectionnements des appareils) ont pris large droit de cité dans l'art médical. Les courants *continus* sont puissants pour augmenter la circulation, exciter les nerfs, faire contracter les muscles : la physiologie, fort complexe, de ces courants, a été magistralement élucidée par les travaux de Legros et Onimus. Quant à leurs applications, elles sont surtout utiles dans les névralgies et les troubles divers de la sensibilité (anesthésies), les tremblements, crampes, spasmes ; les paralysies, atrophies musculaires, affections profondes des organes des sens ; rhumatisme chronique, diabète, goutte, affections cutanées rebelles. On voit que cette énumération englobe une bonne partie de la pathologie. D'une manière générale, il faut recourir à l'induction lorsqu'on veut exciter la circulation d'une région, drainer ses vaisseaux, exercer sur les extrémités nerveuses une révulsion réflexe.

Dans des cas apparents de mort subite ou foudroyante ; dans des asphyxies, des observations d'invagination intestinale, on a pu, en ranimant la contractilité musculaire, produire de véritables résurrections, à l'aide d'une simple bobine de Ruhmkorff.

Toutefois, il ne faudrait pas croire que le propre de l'électricité soit d'amener toujours une guérison prompte, en coup de foudre ! Le plus souvent, les phénomènes curatifs sont aussi longs à atteindre qu'avec les médicaments. On le conçoit aisément, si l'on songe que le propre de l'électricité est surtout de ranimer l'énergie vitale de l'être. Cette action se manifeste jusque sur les plantes : Berthelot, en semant des grains de blé préalablement galvanisés, produit des épis cinq fois plus beaux qu'avec des grains similaires non galvanisés.

En résumé, les plus beaux succès, dus à la faradisation et à l'électricité statique, sont obtenus sur les névropathes, que l'épuisement nerveux, l'abattement moral, le désordre circulatoire, le découragement plus ou moins complet, le surmenage physico-mental, etc... ont rendus réfractaires à l'action médicamenteuse proprement dite. L'électricité redonne, en quelque sorte, du cœur au système nerveux ! Il est heureux que cette branche thérapeutique soit aujourd'hui cultivée par de vrais savants : car (Fourier l'a très bien dit) chaque fois qu'une étude est négligée par la science, on voit s'élever, à la place, une charlatanerie médicale.

L'horizon thérapeutique de l'électricité s'est

encore élargi, du reste, par l'emploi chirurgical des courants continus pour la production de l'électrolyse et de la galvanocaustie. Cette dernière, qui consiste à porter au rouge un mince fil de platine, est usitée, par un certain nombre de spécialistes, pour les fines cautérisations des cavités.

Quant à l'électrolyse, elle rend d'immenses services pour la cure des anévrysmes, kystes, tumeurs, épanchements et pour la dilatation des rétrécissements sans le danger des méthodes sanglantes. Chacun sait les merveilleux résultats obtenus, dans la cure des fibrômes utérins, par la méthode d'Aspostoli et des hautes intensités. Il est probable que l'action chimique du courant produit une sorte de travail résolutif local, qui coupe, pour ainsi dire, les vivres aux néoplasmes. Enfin, d'après les récentes recherches de Foveau de Courmelles, il est, je crois, loisible de fonder quelque espoir sur l'introduction probable des substances médicamenteuses dans le corps humain par l'intermédiaire du courant galvanique.

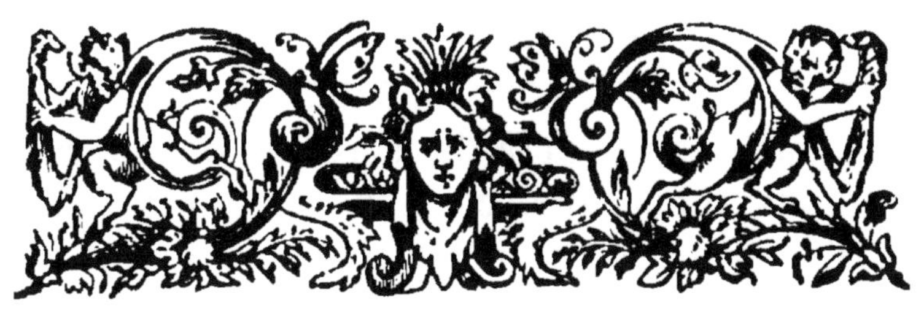

CHAPITRE XLII

LA THALASSOTHÉRAPIE. — LES EAUX MINÉRALES

PENDANT la période des vacances, la mer est le point de mire habituel des familles avec enfants : les enfants sont en effet les véritables clients de l'Océan, les baigneurs qui profitent le mieux de la grande piscine naturelle. L'air et l'eau de la mer ne sont-ils pas les puissants modificateurs du lymphatisme, tempérament habituel de l'enfance? Il n'est pas rare de constater, chez les alanguis, chez ceux *qui profitent mal*, une véritable résurrection de la vie et de la santé, à la suite de deux mois passés sur une plage, en contact avec celle que Michelet nommait « la grande nourrice ».

La médication par la mer s'applique surtout

au rachitisme et à la scrofule dépourvue de lésions tuberculeuses inflammatoires : le bain salin naturel joue alors le rôle d'un admirable topique, excitant et résolutif, contre les adénites ou engorgements ganglionnaires, même lorsqu'elles sont suppurées, ulcérées et fistuleuses. Dans les maladies strumeuses des os et des articulations, le pouvoir curatif est beaucoup plus problématique. Il existe, d'ailleurs, de nombreux cas où il devient indispensable de renoncer à toute balnéation et de restreindre la cure maritime à sa portion *aérothérapique*, On obtient encore dans la scrofule, par le seul fait de l'air salin, des effets puissamment réconfortants et régénérateurs, que j'ai longuement décrits dans mon livre : « *La santé par l'exercice.* »

La mode a malheureusement édifié, sur nos côtes, de véritables cités, où se retrouvent tous les inconvénients et dangers des agglomérations humaines. Ce n'est point vers ces plages que nous dirigerons les personnes soucieuses de bénéficier des avantages de l'air marin et des bains de mer.

Pour ce qui concerne ces derniers, il faut que votre médecin habituel vous en conseille l'usage formel : quant à l'air marin, vous devez comprendre que ses propriétés mêmes varient suivant la situation climatérique de la plage. C'est ainsi que, de Dunkerque au Havre, les plages sont d'ordinaire très excitantes ; elles le deviennent notablement moins du Hâvre à Saint-Malo ; l'Océan et le golfe de Gascogne sont plutôt sédatifs : mais les plages du Sud-Ouest sont des stations d'arrière-saison, qui, en été, représentent (suivant le mot de C. James) de véritables rôtissoires.

Toutes les eaux minérales ont leur chapitre de contre-indications. Il est donc naturel que le bain de mer, soit, lui aussi, une arme à deux tranchants, puisque la mer est, en somme, la plus minéralisée de toutes les eaux minérales. Presque tous les adultes sans lésion organique peuvent, sans danger, demander à la mer son air pur et puissamment ozonisé et échapper ainsi, pendant quelques semaines, au gouffre miasmatique de la *malaria* urbaine. Mais le bain de mer n'est pas aussi indifférent que le bain d'air ; chaque année, il fait de nombreuses victimes, chez des personnes imprudentes ou peu soucieuses d'une consultation médicale préalable. Disons ici hautement que la prédisposition congestive, les troubles fonctionnels ou dynamiques du cœur, l'albuminurie et les affections cérébro-spinales constituent, pour la balnéation maritime, des contre-indications absolues.

Chez les enfants les plus apathiques en apparence, le bain de mer détermine, presque toujours, comme premiers effets, de la perte d'appétit, de l'insomnie, de la constipation et un état de susceptibilité nerveuse qui les rend parfois insupportables à leur entourage. Ces phénomènes d'excitation s'atténuent, d'ordinaire, après plusieurs bains. Mais il faut se garder d'envoyer à la mer les nombreux enfants prédisposés à l'irritation cérébrale : c'est les envoyer aux convulsions et à la méningite ! Même remarque s'applique aux rhumatisants, épileptiques, choréiques et hystériques, chez lesquels la mer peut provoquer des crises plus ou moins redoutables. Il faut se méfier surtout de la balnéation marine chez les enfants qui « souffrent de la croissance », et qui, le plus souvent, sont des arthritiques chez lesquels mijote une affection ostéo-articulaire n'attendant, pour faire une explosion aiguë, qu'un certain degré de stimulation favorable.

La mer est également à redouter, lorsque l'enfant vient de sortir récemment d'une maladie fébrile de son âge, fièvre éruptive ou autre. Si c'est la rougeole, le poumon, susceptibilisé, y trouvera l'occasion de s'enflammer ; si c'est la scarlatine, ce seront les reins, prédisposés, comme l'on sait, à devenir albuminuriques, au cours de la convalescence de cet exanthème. Enfin, le bain le mer est très irritant pour les enfants atteints d'ophtalmies ou d'otites inflammatoires : on a vu, chez des sujets dont le tympan était perforé, l'eau de mer déterminer, dans l'oreille interne, une inflammation aiguë, se traduisant par du vertige labyrinthique, suivi parfois d'asphyxie par submersion.

Les bains de mer sont dangereux chez la plupart des vieillards, dont le système artériel, en mauvais état, résiste peu aux augmentations de la pression sanguine. Je les interdis, également, aux jeunes filles qui souffrent de douleurs aux moments de leurs époques, ainsi qu'à toutes les femmes dont l'utérus est peu résistant et prompt à la révolte. On ne saurait dire combien de métrites graves ont succédé à des bains de mer intempestifs! Enfin, un grand nombre d'affections cutanées sont exaspérées par la balnéation saline : je citerai surtout l'eczéma, le lichen, l'urticaire, le lupus.

Je terminerai en disant que les goutteux, les rhumatisants et les phtisiques, s'ils veulent absolument se baigner à la mer, feront bien de s'en tenir aux *bains de mer chauds.*

La *navigation marine* surajoute évidemment ses effets physiologiques à l'activité éminemment reconstituante, de l'air de la pleine mer, infiniment plus pur que celui des plages. Les mouvements du navire déterminent dans notre économie une perturbation fonctionnelle, inconsciente et passive, qui consiste surtout dans la contraction permanente de tous nos muscles et dans nos efforts réels, quoique insensibles, pour maintenir notre équilibre. De cet exercice *forcé*, dérive l'activité plus vive de la respiration, de la circulation et de la nutrition tout entière. Nous nous livrons, en somme, dans un air sans cesse renouvelé (mobilisé qu'il se trouve par des vents et par une pression atmosphérique variables), à un exercice instinctif de tous les instants. Sous cette action, les muqueuses se dessèchent : la constipation est la règle chez les navigateurs.

Cependant, un régime forcément régulier, l'impossibilité des excès et des veilles, la vie calme, poétique et reposante, du marin ; l'absence de toute cause d'énervement (soucis d'affaires, nouvelles variées, etc...); l'obligation du coucher et du lever de bonne heure, des repas à heure fixe, de l'exercice musculaire dans un air exceptionnellement dense, tonique et sédatif à la fois : toutes ces conditions réalisent, en résumé, un idéal hygiénique, bien difficile à atteindre sur la terre ferme.

Un appétit d'ogre, une digestion et un sommeil d'enfant : voilà les résultats ordinaires du voyage en mer. Il y a longtemps déjà que Celse, en le recommandant aux phtisiques, aux anémiques, aux catarrheux, aux sujets affectés d'obstructions viscérales anciennes, déclarait que rien au monde n'était plus capable d'amplifier la respiration, d'accroître le poids du corps, d'exalter la vitalité générale. C'est aussi l'opinion de tous ceux des médecins de notre époque qui pensent par eux-mêmes : pour moi, je dois au voyage en mer le salut de plusieurs phtisiques jeunes, empreints de lymphatisme héréditaire ou ayant contracté, à la suite de pleurésie, de pneumonie, de fièvre typhoïde, leur implacable affection... Mais il faut bien savoir que, comme toute action vraiment régénératrice, l'action du milieu pélagique doit être suffisamment prolongée : elle ne s'effectue guère que par une sorte de saturation de l'être, d'imbibition profonde de ses plus intimes éléments anatomiques.

*
* *

Quelques mots sur les indications les plus pressantes des cures d'*eaux minérales*. Voilà aussi des agents héroïques, dont les résultats font parfois crier au miracle, lorsque le médecin traitant a bien choisi la station qui convient. Car ce sont les bons médecins qui font les bonnes eaux, comme ils font les bons médicaments. Il s'agit donc, avant tout, de consulter *ceux qui connaissent les thermes*, et non ces types médicaux éternels, stigmatisés, pour toujours, par Pline, « *qui diverticulis aquarum fallunt ægrotos.* »

Les eaux minérales constituent la médication assimilable par excellence. Leur divergence d'action tient, évidemment, à leur composition chimique variable ; mais elle tient aussi, plus qu'on ne le croit, aux tempéraments différents des buveurs, dans une même station. Il faut donc s'efforcer de prévoir, par avance, quel sera le mode de réaction du malade, vis-à-vis du médicament « sorti, animé et vivant, des entrailles ignées du sol ».

Il n'y a guère que les eaux « de table » (et elles sont loin d'être nombreuses : *rien n'est si commun que le nom, rien de plus rare que la chose*) auxquelles on ne puisse signaler de contre-indication. C'est même l'unique et véritable définition de l'*eau de table.*

Les cures hydrominérales sont dangereuses dans toutes les maladies aiguës, dans la phtisie avancée, le cancer, les affections organiques prononcées de cœur, l'artério-sclérose, la période secondaire de la syphilis. Elles sont utiles (et parfois héroïques) contre les accidents de l'anémie, du lymphatisme, de l'herpétisme et de l'arthritisme ; contre la dyspepsie rebelle, la constipation, les calculs biliaires et urinaires, le diabète, la goutte, les névroses *non onvulsives*, etc...

La caractéristique d'une eau minérale, au point de vue thérapeutique, c'est qu'on peut en faire l'analyse, mais non pas la synthèse : je veux dire qu'on ne saurait, par des combinaisons chimiques artificielles, leur restituer la vie et l'électro-dynamisme, que leur confère leur élaboration naturelle. Dans une eau minérale, les actions chimiques ne sont jamais éteintes : elles persistent sous la forme biologique.

Les eaux minérales sont, comme l'a dit Hardy, « meilleures pour consolider une guérison que pour l'effectuer réellement ». Elles frappent à toutes les portes de l'organisme et exercent une action tonique et stimulante générale, qui favorise la guérison. La température de l'eau, son mode, externe ou interne, d'administration, la durée du traitement, etc., etc., permettent d'expliquer la variété des effets curatifs produits.

La composition minérale est loin de rendre toujours compte de l'effet des eaux, qui possèdent, toutes, un *dynamisme* particulier incontesté. C'est ce qui faisait dire à Chaptal que l'analyse chimique des eaux minérales ne nous en montre que le cadavre. En effet, souvent elle nous éclaire aussi peu sur la nature intime et les qualités précises des eaux, que sur celles des sécrétions ou des virus. Carus n'avait-il pas raison, lorsqu'il comparait les eaux minérales à des émonctoires produits par la vie intérieure de la terre, et très analogues aux sécrétions animales ?...

Et pourtant, la classification « anatomique » est la seule qui puisse être de mise, surtout lorsqu'on veut passer *brièvement* en revue, comme c'est ici mon désir, les indications primordiales des cures hydriatiques.

Les eaux *sulfureuses* doivent leurs propriétés à l'hydrogène sulfuré qu'elles dégagent. Elles sont anticatarrhales, antidartreuses et antilymphatiques. Les stations les plus remarquables sont : Allevard, Amélie, Eaux-Bonnes, Uriage, Schinznach, la Poretta. Saint-Honoré est, à la fois, sulfureuse et arsénicale : composition qui explique ses effets, souvent remarquables.

Les eaux *ferrugineuses*, presque toujours froides, constituent un complément utile de la médication tonique; mais elles ne renferment jamais assez de fer pour représenter vraiment, à elles seules, la médication martiale. Spa, Orezza, Schwalbach, Renlaigue, et surtout la source des Huchers (d'Amiens) sont les eaux ferrugineuses les plus recommandables.

Les eaux *bromo-iodurées* sont sulfureuses, comme Challes, ou chlorurées-sodiques, comme Saxon, Wildegg, La Mouillère-Besançon. Elles ressortissent à la médication antiscrofuleuse.

Les eaux *arsénicales*, dont la Bourboule constitue le type le plus parfait, sont indiquées dans les maladies de la peau et des poumons, l'anémie rebelle, le diabète, etc... Le principe chloruré qui accompagne l'arsenic contribue, assurément, à leur action eutrophique.

Les eaux *azotées*, dont Panticosa est le type le plus connu, possèdent une action analeptique et anticatarrhale qui s'explique peu, mais se constate aisément.

Les eaux *bicarbonatées* ou *alcalines* participent à l'action générale des alcalins : le bicarbonate de soude ne s'appelle-t-il pas, vulgairement, *sel de Vichy ?* C'est dans la classe des bicarbonates faibles que se recrutent la plupart des eaux de table. Royat est une eau bicarbonatée chlorurée, qui joint aux effets anti-arthritiques des alcalins le pouvoir reconstituant dévolu au chlorure de sodium.

Les eaux *acidulées* (gazeuses) doivent à l'acide carbonique leur action excito-sédative sur le tube digestif. Appliquées sur la peau, elles réveillent merveilleusement le fonctionnement de cet organe (Saint-Alban, Vals, Pougues, etc...).

Les eaux *chlorurées sodiques* froides (Salins, Besançon) ou chaudes (Bourbonne, Bourbon) ont une action variable suivant le degré, très divers, de leur concentration. Le type des eaux chlorurées *magnésiennes* est Châtel-Guyon, si célèbre contre les atonies du tube digestif et la pléthore viscérale en général.

Les eaux *sulfatées* sodiques et magnésiennes sont purgatives. Hanyadi-Janos (Hongrie) renferme 50 grammes de sels par litre; Carabana, plus de 100 : cette dernière eau est également antiseptique, par son principe chloruré-sulfuré.

Les eaux *indéterminées* possèdent une minéralisation trop faible pour prendre place parmi les précédentes familles. Quelques-unes, pourtant, sont d'une efficacité incontestable : Plombières, le Mont-Dore, Contrexéville, Alet, Gastein nous en offrent des exemples bien connus.

Le lecteur soucieux d'approfondir ces intéressantes questions d'hygiène thérapeutique pourra se reporter aux traités spéciaux et principalement au *Guide*, fort remarquable, du docteur Audhoui. Je rappellerai, ici, que j'ai, moi-même, consacré, à quelques stations, un certain nombre de monographies, sous le titre général d' « *Esquisses d'hydrologie clinique*[1] ».

Un grand nombre de stations thermales sont

[1] Ont été publiées, jusqu'ici, les suivantes : Châtel-Guyon, Royat, la Bourboule, Hunyadi-Janos, Pougues-Saint-Léger et Carabana. (En vente à la Société d'édition, 4, rue Antoine-Dubois, Paris.)

situées dans des endroits montagneux, dont le climat contribue, pour une large part, à améliorer le fonctionnement cardio-respiratoire. Rien ne force à respirer, comme l'effort ascensionnel. Rien ne vaut le climat de montagne contre la misère physiologique en général, l'épuisement nerveux, la chloro-anémie grave. Il remédie à l'ouverture thoracique insuffisante, qui pose tant de candidatures à la phtisie ; il chasse l'alanguissement nutritif, causé, chez les citadins, par l'inanition d'air, ce *pabulum vitæ* plus essentiel à la vie que l'aliment proprement dit, lui-même, pour l'enrichissement du liquide sanguin et l'invigoration de la santé.

CHAPITRE XLIII

LA MÉDICATION EXPECTANTE

A toutes les époques de l'histoire de la médecine, la temporisation, l'expectation ont été recommandées, sinon comme méthodes, au moins comme expédients. Le corps vivant, pensait Hippocrate, ne réagit-il pas, de lui-même, contre toutes causes de trouble ou de destruction ? Ne s'ingénie-t-il pas, sans cesse, à supprimer ces causes ou à en réparer les désordres, en provoquant des crises favorables à la guérison naturelle ? Le médecin, ministre et interprète de la nature, doit donc se borner à laisser agir cette dernière, sans chercher à lui commander. Bien plus, il doit imiter ses efforts et se conduire toujours d'après ses voies et moyens, tout en facilitant ou modérant les actions curatives spontanées.

Ainsi comprise, l'*expectation* est, assurément,

utile dans la plupart des maladies aiguës et nuit rarement dans bon nombre d'états chroniques. Car vous remarquerez que ces principes hippocratiques n'impliquent point l'inaction absolue, mais simplement une confiance suffisamment arrêtée dans les ressources de la Nature pour rester éloigné de tout agissement perturbateur...

Je l'ai dit et démontré maintes fois : une sage application des préceptes de l'hygiène et des petits moyens de la médecine n'est point une méthode inerte et oisive, lorsqu'elle ressortit à l'observation et à l'expérience, lorsqu'elle prend pour guide la nature et ses tendances curatives. Celui qui chercherait, par une médication énergique, à *juguler* une fièvre éruptive, serait un fou dangereux, comme l'illustre Chirac, qui perdit tous ses varioleux pour avoir voulu *accoutumer* (selon son incroyable expression) la petite vérole à la saignée ! N'empêche que, dans la variole, la rougeole, la scarlatine, il faut être armé contre les symptômes graves, il faut pouvoir lutter contre les *complications*. Si la maladie suit son cours normal, on se bornera à l'hygiène, aux toniques, c'est-à-dire à l'entretien normal des forces curatives naturelles. *The best physicians*, dit un proverbe anglais, *are : Dr Diet, Dr Merryman and Dr Quiet.*

Dans un grand nombre de fièvres graves, on aura recours à l'expectation *armée*, c'est-à-dire que, l'œil vigilant fixé sur les complications, on amènera, le plus souvent, le malade à bon port, avec une médication presque nulle (*therapeia ferè nulla*). Piédagnel assure que, dans la fièvre typhoïde, le meilleur traitement est l'absence de tout traitement. Hildenbrand raisonne de même à propos du typhus et Grisolle à propos de la pneumonie : il est probable que ce dernier changerait d'opinion s'il vivait en l'an de grâce 1893, aujourd'hui que la pneumonie *franche* est devenue une rareté !

Raymond écrivit, en 1816, un curieux *Traité des maladies qu'il est dangereux de guérir.* On peut encore ranger dans cette catégorie : les accès de goutte, les flux habituels, eczémas, gourmes, peut-être la gale (Napoléon 1er), les vieux ulcères, diarrhées anciennes, saignements de nez, hémorroïdes, transpirations abondantes des pieds et des aisselles, et, en général, *toutes les habitudes morbides.* Je me suis élevé souvent contre les dangers de traiter trop énergiquement les gourmes et certaines dermatoses invétérées [1] : il est nécessaire également de respecter les sécrétions habituelles, surtout chez les vieillards. De même, il est des crises naturelles que l'on doit se garder d'enrayer par une

[1] Voir : Dr E. Monin : *Hygiène et traitement des maladies de la peau*, 1894.

médication intempestive. Enfin, est-il bien utile de traiter des maladies rentrant, en somme, dans la classe des simples incommodités qui s'usent, se désagrègent et se dissipent, naturellement, comme le dit Bordeu, *par les simples mouvements de la vie?* En vérité, le médecin ne compte pas toujours assez avec les opérations conservatrices et curatives de la force vitale, qui, par sa définition même, se trouve en état d'antagonisme éternel contre les causes de destruction et de mort. *Il est des maladies médicatrices :* apprenons à les reconnaître; sachons, surtout, *ne point les guérir.*

D'ailleurs, aux débuts des maladies aiguës, le diagnostic obscur nous invite à l'abstention ou, tout au moins, à la prudence... Et même dans les états les plus graves, n'existe-t-il point certains temps d'arrêt qui nous crient de désarmer, nous aussi, et de nous recueillir? Que de fois encore n'assistons-nous pas à des épisodes morbides symptomatiques d'une diathèse, que nous ne saurions comprimer sans donner bientôt naissance à d'autres manifestations plus graves et plus tenaces! Pourquoi s'obstiner, d'autre part, à vouloir satisfaire à des indications qui se contrarient et appliquer des remèdes énergiques à des maux notoirement incurables, dans lesquelles la temporisation doit rester notre règle absolue?

C'est ainsi qu'un grand nombre de névropathes voient, de nos jours, leur état maladif s'exaspérer par les remèdes. C'est ainsi que certains pauvres, exténués de misère, trouvent, dans le repos d'un bon lit et dans la nourriture, relativement confortable, de nos hôpitaux, des améliorations salutaires et étonnantes, que l'on s'empresse, d'ailleurs, de mettre faussement à l'actif d'un tas de remèdes nouveaux remarquablement inertes dans la clientèle riche...

C'est enfin à l'expectation que l'homœopathie doit la plupart de ses succès. Cette ombre de doctrine a dû, d'ailleurs, son rêve de vie à la réaction suscitée jadis par l'abus des saignées et de la méthode spoliative. Songez qu'en France, aux beaux jours de Broussais, les seules sangsues dévoraient, année commune, plus de 125.000 kilogrammes de sang humain! Il y a, dit Moissenet, des hommes habiles à utiliser à leur profit les erreurs systématiques. Pendant que le système Broussais était encore en vigueur, on vit arriver, d'Allemagne, les homœopathes, qui donnèrent à manger aux malades, épuisés par les saignées et par la diète, et de toute part on commença à parler de guérisons miraculeuses, attribuées aux globules homœopathiques [1].

[1] Le Dr Tripier ne manquait jamais de dire à l'un de ses

Aujourd'hui l'homœopathie est bien malade, et le domaine de l'expectation se rétrécit tous les jours. On a reconnu que *laisser mourir*, c'était, quelquefois, *tuer*. Si vous privez de fer une anémique ; de mercure un syphilitique ; de quinine un paludique ; de salicylate un rhumatisant ; si vous respectez une angine couenneuse ou une infection puerpérale, — tout cela, sous prétexte de vous dire médecin expectant, — vous pratiquez, en réalité, l'homicide par omission : vous devenez dangereux. Le nombre des cas où l'expectation pure et simple doit être préférée à une intervention active se limite, journellement, par les progrès de la chimie, qui enrichit notre arsenal curatif de remèdes *spécifiques*, ou tout au moins possédant une action élective fidèle sur certains appareils ou certains phénomènes morbides. L'expectation n'est plus, de nos jours, un masque revêtu par l'impuissance : c'est une tactique systématique, appuyée sur l'immortel théorème : *primo, non nocere*. C'est l'apanage d'esprits expérimentés et fermes, qui, comme le dit Littré, sachant agir, savent aussi s'arrêter.

Faut-il ranger dans la médication expectante

clients [illegible] à l'étranger : « Si vous êtes malade, vous avez avantage [illegible] vous adresser toujours à un médecin homœopathe. » C'est là peut-être la plus fine critique que l'on puisse faire de l'*aberration* hahnémanienne !

l'action *morale*, dont on connaît et apprécie si bien, aujourd'hui, sous le vocable de *suggestion*, la valeur curative réelle? Assurément, puisqu'il ne s'agit point de médicament. Tout médecin capable de manier, sans en abuser, la médication morale, peut guérir ainsi des états morbides très divers, dépendant de l'hystérie et d'autres névroses : il renouvellera, dans son cabinet, les exorcismes des saints et les miracles des pèlerinages, s'il sait dominer les imaginations! Qu'il prescrive des applications de métaux ou d'aimants, des injections de liquides organiques, ou bien encore des pilules *fulminantes*, faites de mie de pain; il fera de l'expectation psychothérapique, et il rendra, fréquemment, des services, dans ces étranges maladies, où, suivant le mot de Paré, « vouloir guarir est grande portion de guarison ».

« Un homme supérieur, traitant le malade avec douceur et lui donnant, par quelques signes sensibles, l'assurance de son rétablissement, est souvent un remède décisif. Le contact d'une personne exquise ne vaut-elle pas les ressources de la pharmacie? » (Renan.) L'espoir est un digestif et un sédatif : quel malheur qu'il ne se puisse mettre en potion ou en pilules [1] ! La foi du malade est un grand

[1] The best inspirer of hope is the best physician. (COLERIDGE.)

appoint dans le pouvoir de guérir. Le malade est ainsi le grand acteur de sa guérison et l'on a comparé, avec raison, le bon médecin au doigt qui sait déclencher un mécanisme et le placer ainsi dans des conditions plus favorables à son bon fonctionnement. Sénèque, qui regardait la médecine de son époque surtout comme une consolation de l'âme, écrivait cette phrase éternellement vraie : « *Pars sanitatis velle sanari fuit.* » Celse déclarait, pour des raisons analogues, qu'il vaut cent fois mieux, à mérite égal, avoir pour médecin un ami qu'un étranger...

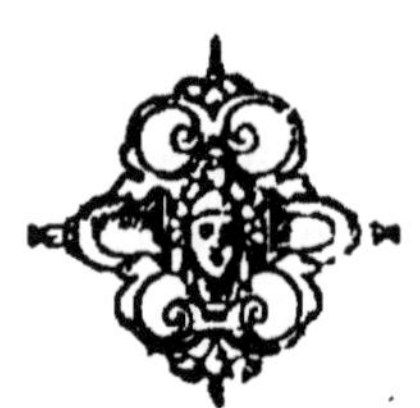

CHAPITRE XLIV

LES MÉDICATIONS BAROQUES

Appuyée, aujourd'hui, solidement, sur l'observation et l'expérience, la médecine a eu grand'peine à se délivrer des serres de la métaphysique et de la cabale. L'esprit humain est porté vers le merveilleux : je n'en veux pour preuve que la renaissance intermittente de l'occultisme, doctrine toujours fallacieuse et dissolvante pour l'avenir des sciences, de la science médicale en particulier.

Les influences astronomiques et sidérales régnèrent très longtemps sur la médecine : il en reste peu de chose aujourd'hui. Mais, en revanche, que de personnes croient encore aux vertus cabalistiques des *simples*, classés d'après leurs particularités de conformation, de sucs, de couleur, etc !...

C'est Porta qui introduisit cette loi bizarre

des *signatures mystiques*, par laquelle chaque élément constitutif d'une plante devait agir sur un élément analogue de l'homme. Les plantes jaunes guérissent la jaunisse; les noires poussent à l'atrabile; les blanches à la pituite; les rouges agissent sur le sang. Les végétaux ligneux invigorent les chairs, les capillaires font pousser les cheveux; les épines guérissent les morsures; les feuilles tachées, les maladies de peau; les plantes saxifrages (poussant entre les pierres) sont bonnes pour les calculeux; la vulvaire, de dégoûtante odeur, guérit l'utérus; les bulbes d'orchidées, l'impuissance; le melon et la citrouille triomphent du mal de tête; le bluet, qui ressemble à un œil bleu, est surnommé *casse-lunettes* ! La chair du hibou, l'oiseau qui voit clair dans la nuit, est souveraine contre l'ophtalmie...[1].

J'arrête mon énumération; mais je remarque que, lorsqu'une époque possède les injections Brown-Sequard, elle n'a pas beaucoup le droit de *blaguer* le dix-septième siècle prescrivant la poudre de crotte de rats contre les coliques, la râclure de crâne humain contre l'épilepsie, — les *suites* du cerf contre la stérilité, et ces fameux *bouillons de vipères*, qu'ingurgitaient Mmes de la

[1] Voir, pour détails, mon livre des *Maladies épidémiques* (Introduction).

Fayette et de Sévigné « dans le but de se donner, à vue d'œil, des forces et de l'âme » !

Certaines de ces pratiques bizarres ressuscitent encore, de temps à autre, sous une autre forme. Ainsi (d'après Niemeyer) de temps immémorial, les paysans westphaliens phtisiques ingèrent, à haute dose, de la graisse de chien ; or, ne proposait-on pas, récemment, contre la tuberculose, les injections du *sérum* sanguin de cet ami de l'homme ?

Je ne me sens pas la force d'exposer, ici, toutes les vertus attribuées à l'urine, dont une tradition, toujours vivace dans les campagnes, fait une panacée souveraine. Je ne dirai rien, non plus, des saints Boniface, Guignolet, Cloud, Genou, Loup, Luce, Paterne, Wit, etc., etc., dont l'invocation guérit les maux ou les organes auxquels ils président...

Un médecin américain s'est efforcé, dernièrement, de ressusciter la *musicothérapie*, dont les parchemins remontent à Orphée et au bon roi Saül, et qui, dans certains états mentaux, peut, assurément, rendre quelques services. Mais notre confrère ne va plus jusqu'à préconiser les *incantations* (psalmodiées encore par l'Eglise, dans les cérémonies d'exorcisme). Naguère, on avait une telle confiance dans ces pratiques, que le célèbre Sammonicus proposait, très sérieusement, d'appliquer sur la tête des fébricitants le quatrième livre de l'*Iliade* (le plus beau du poème) afin de calmer, *aussitôt*, l'accès de fièvre !

Après les sons, les *odeurs*, dont les médecins, je l'affirme avec Montaigne, « pourroient tirer seûrement plus d'usaige qu'ils ne font ». Après les odeurs, les couleurs. Il est certain que le rouge est excitant et le bleu sédatif. J'ai vu traiter, avec succès, dans des chambres rouges, certains aliénés mélancoliques, et calmer, par la lumière bleue venant d'un plafond vitré, le terrible *delirium tremens* de l'alcoolisme. Les Américains préconisent beaucoup en ce moment l'*héliothérapie* et exposent à la lumière solaire, dans des serres appropriées (*solaria*) les névropathes et les anémiques. Il y a assurément du vrai dans la *chromothérapie*, de même que dans la *métallothérapie* du regretté Burq : l'excentricité réside seulement dans la généralisation de ces méthodes, qui ne sauraient avoir que des applications restreintes et évidemment accessoires. La palliation du daltonisme par les verres fuchsinés est une application très heureuse (due à Delbeuf, de Liège) de la chromothérapie ; elle est basée sur la théorie des couleurs complémentaires et je m'étonne qu'on n'ait pas étendu ce procédé à la correction d'autres anomalies visuelles...

J'ai parlé, tout à l'heure, des plantes. Les

animaux n'ont pas été moins exploités par les fauteurs de médications baroques. Les paralytiques, les rhumatisants, prennent, dans les abattoirs, des bains de sang ou de tripes chauds, dont l'activité curative ne dépasse guère celle du simple bain de gélatine. Quant aux buveurs de sang, ils compliquent simplement leurs anémies de dyspepsies : ils devraient comprendre que le sang n'est pas un aliment, mais bien le dernier terme de l'alimentation organique. Le torrent circulatoire est un égout et un cloaque, où les éléments morts et les ferments dangereux coudoient les globules vivants et le reconstituant *sérum*.

Je connais un confrère qui conseille à ses clients riches de garnir (en guise de *natures mortes*) les murs de leurs chambres à coucher avec de gros morceaux de viande de boucherie..., sous prétexte que les bouchers, qui vivent sans cesse avec la viande, possèdent une santé florissante et un sang pléthorique ! Pour ma part, je juge cette interprétation absurde et j'estime qu'il ferait mieux, pour réussir dans le but qu'il se propose, de conseiller auxdits clients de *s'établir dans la profession de boucher*...

Sous le nom de *zoothérapie*, on a proposé aussi d'utiliser le prétendu « fluide vital » qui s'exhale du contact des animaux vivants, afin de renouveler ainsi, sans dommage pour nos semblables, le miracle biblique du roi David et de la jeune Sunamite ! Cette méthode est vieille comme le monde : Salomon Reinach a démontré qu'au temple d'Esculape, à Épidaure, existaient déjà des chiens sacrés, chargés de lécher les plaies et les humeurs. Les Highlanders, les Kabyles et les Vénitiens croient encore, de nos jours, au baume curatif qui s'exhale de cet animal. Raoux (de Lausanne) a cité, dernièrement, des observations de névralgies et de rhumatismes, guéris par le contact prolongé du chien ou du chat vivants. Il conseille les *chancelières* d'oiseaux vivants et les *chats bassinoires*. Malgré ces observations, j'estime que les animaux donneront toujours plus de maladies à l'homme qu'ils ne lui en enlèveront, et je considère comme souverainement antihygiénique toute promiscuité avec les bêtes. Quant à la théorie d'après laquelle les douleurs musculaires de l'homme passeraient dans les muscles de l'animal-*cataplasme*, je n'ai pas besoin d'insister sur son absurdité, n'est-ce pas ?

C'est la zoothérapie qui fait appliquer des pigeons vivants sur la tête des enfants affligés de méningites... pour ne pas les guérir. C'est elle aussi qui enferme les phtisiques dans les étables ; mais, alors, c'est l'ammoniaque qui agit. Un médecin américain prétend que le cavalier est enveloppé dans une atmosphère *équine* de magnétisme vivant et explique ainsi la supériorité de l'équitation sur la bicyclette, Un autre préconise ce qu'il appelle les *bains de langue de chien*, renouvelés des Grecs et de l'oracle d'Epidaure. Sur le terrain de l'extravagance, on glisse aisément; mais on trouve peu de nouveautés. Car, Cicéron l'a dit, depuis longtemps : il n'est pas d'absurdité qui n'ait été trouvée par quelque penseur ; et rien n'est plus sot que le philosophe, si ce n'est le médecin.., lorsqu'il veut s'en donner la peine... La transfusion de vie et de santé est, d'ailleurs, un rêve poursuivi, de tout temps, par les humains, qui croient facilement ce qu'ils espèrent, surtout lorsqu'une méthode repose sur les hypothèses les plus foncièrement idiotes. « Credo, quia absurdum : certissimum, quia impossibile » seront toujours les devises de notre pauvre, humanité, trompée sans cesse, parce que, sans cesse, elle veut l'être. Le microbe du merveilleux a la vie dure : il résiste à l'instruction universelle et au crépuscule des religions !...

On traite aussi les maladies par les pierres précieuses, et la *lapidothérapie* éclipse encore, singulièrement, dans tout l'Orient, les armatures de fer doux et les colliers d'or, modestement en vigueur dans nos médications anti-nerveuses excentriques. La tradition médicatrice des gemmes, ces incomparables productions de la nature, est aussi ancienne que difficile à justifier. Lorsque leur port entraîne quelque phénomène vital ou curatif, c'est uniquement affaire d'imagination, et l'imagination est un rude levain thérapeutique, ainsi que je l'ai montré dans le précédent chapitre. Car « les vertus occultes des pierres précieuses semblent si hermétiquement condensées dans leur gangue cristalline, qu'il paraît bien difficile d'en faire diffuser une essence médicamenteuse », nous dit excellemment Van den Corput. Je sais que tel n'est point l'avis de mon érudit collègue le Dr de Lignières ; mais je voudrais bien connaître les faits sur lesquels il s'appuie, pour croire à des vertus dont se moquaient déjà les plus crédules des médecins de Molière !

La vérité est que toutes ces médications baroques agissent, plus ou moins, sur le moral, dont nous connaissons l'énorme importance pour la guérison des maladies. Cette influence imaginative ou *suggestive* (comme l'on dit aujourd'hui), nous explique les succès des vendeurs d'orviétan et autres tisanes... dépuratives. Bien des affections *sine materiâ* résistent à un traitement *matérialisé*, qui céderaient parfois à de simples influences sur les facultés intellectuelles,—l'être physique n'étant, comme le dit Aristote, que la saillie de l'homme intérieur ! Car, en somme, qu'est-ce que le corps humain ? a dit M. Lavisse : — Une abstraction, qui ne se trouve réalisée que par la mort.

TABLE ANALYTIQUE

IX. LE SEL

X. LA MÉDICATION PAR LE PHOSPHORE

XI. LA MÉDICATION PAR LE FER

XII. LE QUINQUINA ET LA QUININE

XVII. LE CUIVRE ET LE ZINC

XVIII. L'ANTIMOINE

XIX. LE SOUFRE

XX. L'IODE

XXI. LA MÉDICATION BALSAMIQUE

XXX. LA MÉDICATION DIURÉTIQUE

XXXI. MÉDICATION SUDORIFIQUE ET ANTISUDORIFIQUE

XXXII. MÉDICATION ANTISEPTIQUE

XXXIII. GLYCÉRINE, SACCHARINE ET VASELINE

XXXIV. LES TISANES

XXXV. LES ALCALOÏDES

XXXVI. LA MÉTHODE HYPODERMIQUE

XXXVII. LA MÉDICATION RÉVULSIVE

XXXVIII. LA MÉDICATION OPÉRATOIRE

XXXIX. L'HYDROTHÉRAPIE

XL. LE MASSAGE

XLI. LA MÉDICATION PAR L'ÉLECTRICITÉ

XLII. LA THALASSOTHÉRAPIE

XLIII. LA MÉDICATION EXPECTANTE

XLIV. LES MÉDICATIONS BAROQUES

ÉVREUX, IMPRIMERIE DE CHARLES HÉRISSEY

www.ingramcontent.com/pod-product-compliance
Ingram Content Group UK Ltd.
Pitfield, Milton Keynes, MK11 3LW, UK
UKHW021054270726
13967UKWH00012B/1094